Szczepanski / Schon / Lob-Corzilius

Neurodermitis – das juckt uns nicht!

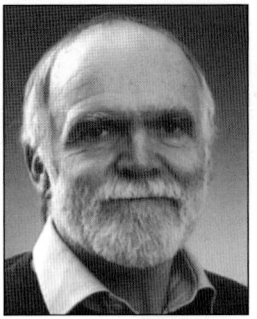

Dr. med. Rüdiger Szczepanski
(*1944) ist Kinderarzt und Allergologe. Seit 1980 leitet er die Asthma- und Allergieabteilung im Kinderhospital Osnabrück.

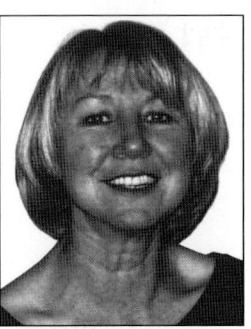

Maria Schon
ist Diplom-Sozialpädagogin und Familientherapeutin.
Seit 1987 arbeitet sie in der Allergieabteilung im Kinderhospital Osnabrück.

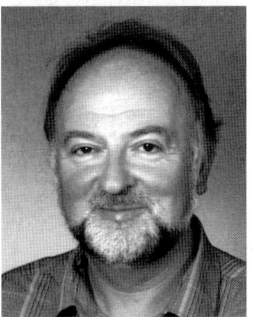

Dr. med. Thomas Lob-Corzilius
(*1952) ist Kinderarzt und Allergologe. Seit 1988 ist er Oberarzt am Kinderhospital Osnabrückund leitet die Tagesklinik.

Unsere Anschrift lautet:
Kinderhospital, Iburgerstr. 187, 49082 Osnabrück
www.kinderhospital.de
www.neurodermitis-kinderschulung.de

Rüdiger Szczepanski
Maria Schon
Thomas Lob-Corzilius

Neurodermitis -
das juckt uns nicht!

**Ein fröhliches Lern- und Lesebuch
für Kinder und ihre Eltern**

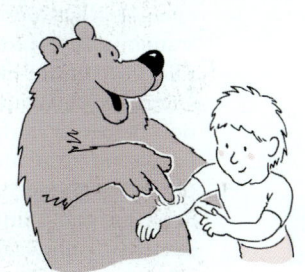

 PABST SCIENCE PUBLISHERS
Lengerich, Berlin, Bremen, Miami,
Riga, Viernheim, Wien, Zagreb

Bibliografische Information der Deutschen Nationalbibliothek
Die Deutsche Nationalbibliothek verzeichnet diese Publikation in
der Deutschen Nationalbibliografie; detaillierte bibliografische
Daten sind im Internet über <http://dnb.ddb.de> abrufbar.

Wichtiger Hinweis: Medizin als Wissenschaft ist ständig im
Fluss. Forschung und klinische Erfahrung erweitern unsere
Kenntnis, insbesondere was Behandlung und medikamentöse
Therapie anbelangt. Soweit in diesem Werk eine Dosierung oder
eine Applikation erwähnt wird, darf der Leser zwar darauf ver-
trauen, dass Autoren, Herausgeber und Verlag größte Mühe darauf verwendet haben, dass diese Angaben genau dem Wissens-
stand bei Fertigstellung des Werkes entsprechen. Dennoch ist jeder Benutzer aufgefordert, die Beipackzettel der verwendeten
Präparate zu prüfen, um in eigener Verantwortung festzustellen,
ob die dort gegebene Empfehlung für Dosierungen oder die Beachtung von Kontraindikationen gegenüber der Angabe in diesem Buch abweicht. Das gilt besonders bei selten verwendeten
oder neu auf den Markt gebrachten Präparaten und bei denjeni-
gen, die vom Bundesinstitut für Arzneimittel und Medizinpro-
dukte in ihrer Anwendbarkeit eingeschränkt worden sind. Benutzer außerhalb der Bundesrepublik Deutschland müssen sich nach
den Vorschriften der für sie zuständigen Behörde richten.

© 2009 Pabst Science Publishers, D-49525 Lengerich

Dritte Auflage 2012
Druck: Ten Brink, Niederlande
Konvertierung: Claudia Döring
Textzeichnungen: Friedrich Hartmann, Nagold

ISBN 978-3-89967-544-3

Inhaltsverzeichnis

5

Vorwort zur 3. Auflage

Am Kinderhospital Osnabrück werden seit über 25 Jahren Kinder und Jugendliche, die von Neurodermitis betroffen sind, intensiv betreut. Immer wieder zeigt sich dabei, dass Kinder und Jugendliche, aber auch deren Eltern keine ausreichende Vorstellung über die Neurodermitiserkrankung haben und ihnen die Erfahrung für den angemessenen Umgang damit im Alltag fehlt. Meist ist den Betroffenen unklar, was mit und in der Haut vorgeht und warum es notwendig ist, sich mit der Hauterkrankung dauerhaft zu beschäftigen. Deshalb haben wir dieses Buch geschrieben.

Im Rahmen der 1999 vom Bundesministerium für Gesundheit initiierten Schulungsinitiative, an der 4 Kinderkliniken sowie 4 Hautkliniken beteiligt waren, wurde auf der Basis der bis dahin vorliegenden Erfahrungen ein Schulungsprogramm entwickelt, das sich an Kinder, Jugendliche und deren Eltern richtet. Dieses Forschungsprojekt wurde inzwischen mit großem Erfolg abgeschlossen, die Schulung bei Neurodermitis ist somit eine anerkannte, sinnvolle Maßnahme. Diese wird von den Gesetzlichen Krankenversicherungen auf der Basis des § 43 SGB V als ambulante, wohnortnahe Rehabilitation dann auf Antrag übernommen, wenn die Schulung den Qualitätskriterien der Arbeitsgemeinschaft Neurodermitisschulung unterliegt (www.neurodermitisschulung.de).

In die Entwicklung des Schulungsprogramms sind unter anderem wesentliche Aspekte des in Osnabrück erarbeiteten Konzeptes mit eingeflossen. Das vorliegende Buch entspricht von Inhalt und Aussage her voll den Kriterien der Arbeitsgemeinschaft Neurodermitisschulung im Kindes- und Jugendalter e. V. (AGNES).

Die Kernaussage unseres Buches lautet: „Neurodermitis ist eine Krankheit, die behandelt und bewältigt werden kann." Dieser Satz umfasst die vielfältigen Herausforderungen der chronischen Erkrankung an die Familie als Ganze. Dabei kann und will unser Buch natürlich eine individuelle ärztliche, psychologische und pflegerische Betreuung und wenn nötig eine diätetische Beratung nicht ersetzen.

Das Buch erscheint in der 3. Auflage. Wie bei den Vorauflagen seit 1994 sind dabei wichtige Rückmeldungen und Erfahrungen der bisher betreuten Familien, aber auch von anderen Neurodermitisschulungsteams eingeflossen.

Bei der Überarbeitung wurden die Autoren maßgeblich unterstützt durch die Kinderkrankenschwester Frau Bärbel Bockstiegel hinsichtlich der pflegerischen Aspekte und von der Diätassistentin Frau Andrea Werning bei Fragen der Ernährung, der Diät und den von ihr erarbeiteten Rezepten. Beide sind als Neurodermitistrainerinnen in unserem Team aktiv, ihnen gilt der ausdrückliche Dank der Autoren.

Osnabrück im Januar 2009

Dr. Rüdiger Szczepanski
Facharzt für Kinder- und Jugendmedizin

Maria Schon
Dipl.-Sozialpädagogin

Dr. Thomas Lob-Corzilius
Facharzt für Kinder- und Jugendmedizin

Der Kinderteil

Die Hauptpersonen

Hallo, ich heiße **Lisa** und bin 9 Jahre alt. Ich esse gerne Pizza, trinke am liebsten Mineralwasser und spiele meistens mit meiner Freundin. Ach ja, ich habe Neurodermitis.

Und ich heiße **Felix** und bin schon 10 Jahre alt (letzte Woche hatte ich Geburtstag). Ich esse auch gerne Pizza, trinke lieber Saft und spiele am liebsten Fußball mit meinen Freunden. Aber ich habe auch Neurodermitis und muss mich nach dem Toben sofort duschen, weil meine Haut so doll juckt.

Ich bin **Grischa**, der Bär. Ich weiß nicht genau, wie alt ich bin, habe es vergessen. Ab und zu juckt mich mein Fell. Ich wohne im Kinderhospital und habe dort schon eine Menge über die Haut und Neurodermitis gelernt. Wisst ihr, wie es in eurer Haut aussieht und was darin passiert bei der Neurodermitis? Nun, wenn nicht, lest mal weiter auf den nächsten Seiten. Ich glaube, Lisa und Felix haben auch noch wenig Ahnung von der Haut. Aber das wird sich sicher ändern, was meint ihr?

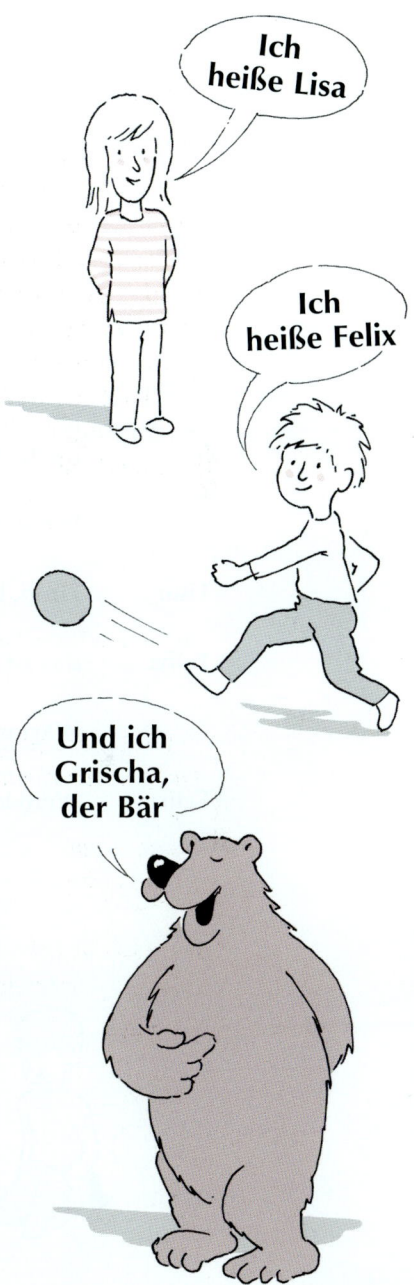

11

Wie sieht es unter der Lupe in deiner Haut aus? Ein Besuch im „Hauthaus"

Lisa: Immer muss ich meine Haut eincremen. Das ist vielleicht mal lästig.

Felix: Mich ärgert es auch, wenn ich mich nach dem Spielen und Toben duschen muss, damit meine Haut nicht so juckt.

Lisa: Auf Geburtstagsfeiern muss ich aufpassen, dass ich nicht so viel Süßigkeiten esse. Das ärgert mich. Alles wegen der doofen Neurodermitis.

Grischa: Wisst ihr, was Neurodermitis ist?

Lisa: Hmh, hmh, nö nicht so richtig.

Felix: das ist eine Hautkrankheit. Dabei juckt es.

Grischa: Warum juckt es denn?

Felix: Weiß ich nicht so genau.

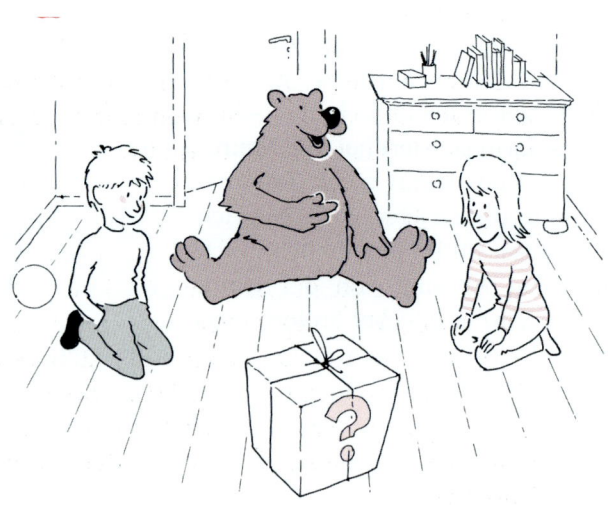

Grischa: Wisst Ihr denn eigentlich, was in der Haut passiert und wie sie arbeitet?

Felix: Natürlich weiß ich das, was denkst du denn! Die Haut ist so was Ähnliches wie ein Taucheranzug! Sie wehrt alle kleinen Angreifer ab.

Lisa: Mit der Haut können wir aber auch fühlen, ob etwas hart, weich, kalt oder warm ist, ob etwas drückt oder piekt.

Grischa: Stimmt. Das ist der Unterschied zu einem richtigen Taucheranzug.

Felix: Die Haut ist eine ganz dünne Schicht, unsere Lehrerin hat gesagt, so dünn wie ein Blatt Papier.

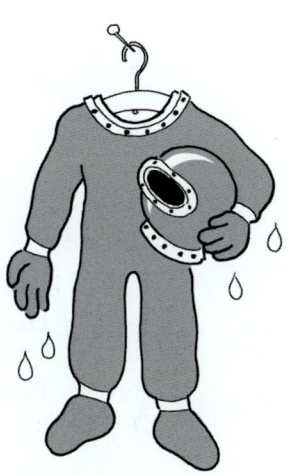

Grischa: Das stimmt. Wisst ihr denn auch, was in dieser dünnen Schicht drin ist?

Felix: Was kann da schon drin sein?

Lisa: In eine dünne Schicht kann doch nicht viel reinpassen.

Grischa: Nun, habt ihr eine Ahnung! Wie wollt ihr wissen, was Neurodermitis ist, wenn ihr nicht einmal wisst, was in der Haut drin ist?

Felix: Na, sag schon.

Grischa: O.k. Ich will es euch erklären: Die Haut ist eine Schutzhülle. Felix sagte eben, wie ein Taucheranzug. Dieser Taucheranzug bedeckt unseren ganzen Körper. Im Unterschied dazu besteht die Haut sogar aus drei dünnen Schichten. Diese Schichten nennt man Oberhaut, Lederhaut und Unterhaut.

Felix: Das hört sich an wie ein Haus mit einem Dach und zwei Etagen.

Grischa: Ja. So ist es auch: Oberhaus, Lederhaus und Unterhaus.

Lisa: Stimmt das wirklich, ich meine, das mit den zwei Etagen und dem Dach? Ich kann mir das gar nicht vorstellen. Die Haut ist doch soooo dünn; wo sollen da denn noch zwei Etagen und ein Dach sein?

Felix: Das ist ganz schön kompliziert. In einer dünnen Schicht sind drei dünne Schichten und darin noch viele Sachen. Puh. So richtig kapier' ich das nicht.

Grischa: Wenn ihr Lust habt, kann ich es euch zeigen.

Lisa: Na ja; probieren können wir's ja mal.

Felix: Da bin ich aber gespannt, wie das gehen soll.

Grischa: Das ist mein „Zauberhauthaus".

Felix und Lisa sehen Grischa verwundert an.

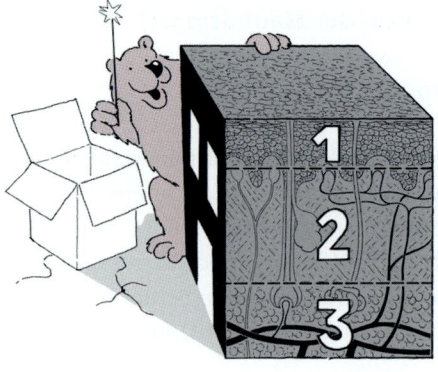

Dach

Zwischengeschoss

Untergeschoss

Felix: Das sieht aber nicht wie ein Haus aus. Der Kasten hat doch kein Dach.

Grischa: Ihr habt doch sicher schon Bungalows mit Flachdächern gesehen?

Lisa: Klar doch, meine Freundin wohnt in einem solchen Haus. Drumherum stehen viele Bungalows mit Flachdächern.

Felix: Aber wo sind die Fenster und Türen?

Lisa: Man sieht nichts in deinem Haus. Es ist ja ganz schwarz.

Grischa: Das Zauberhaus ist ein unterirdisches Haus. In Wirklichkeit sieht man davon nur das Dach.

Felix und Lisa: Wie können wir denn dann sehen, was innen drin ist?

Grischa: Mit einem Trick kann ich das Licht anmachen, und dann könnt ihr sehen, wie es darin aussieht. Es ist jetzt ein durchsichtiges Haus.

Felix: Wie unser Aquarium. Da sind die Wände aus Glas und man kann alles sehen, was drin ist.

Lisa und Felix: Was bedeuten denn alle diese Kringel und Striche?

Grischa: Geduld, ihr zwei, alles der Reihe nach. Da dieses Haus ein unterirdisches Haus ist, fangen wir oben mit dem Dachgeschoss an.

**Oberhaut
(Dach)**

**Lederhaut
(Zwischen-
geschoss)**

**Unterhaut
(Unter-
geschoss)**

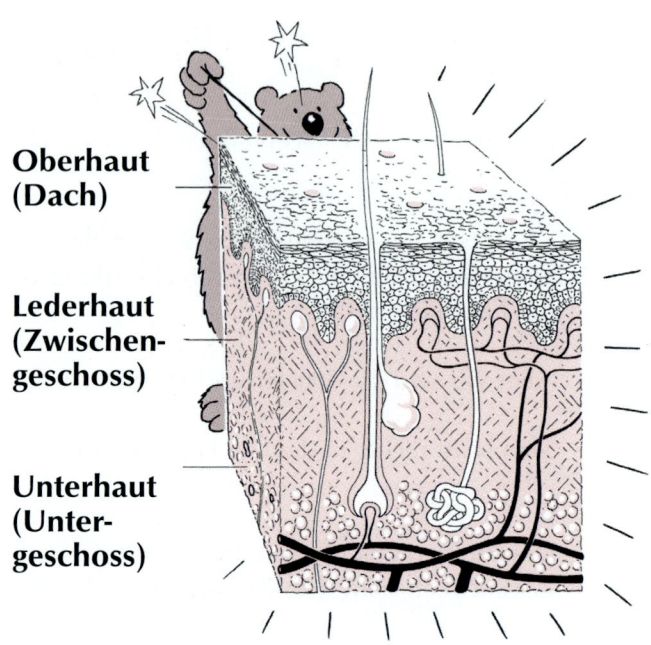

In der mittleren und unteren Etage mache ich jetzt erst noch mal das Licht aus.

Grischa: Was ihr jetzt sehen könnt, ist die Oberhaut. Sie ist das Dach des Hauthauses. Sie besteht aus vielen Hornzellen.

Lisa: Was ist eine Hornzelle? Etwa eine Gefängniszelle?

Grischa: Zellen sind kleine Teilchen unseres Körpers, aus denen er aufgebaut ist.

Felix: Wie Steine bei einer Mauer?

Grischa: Ja. Und die Hornzellen der Haut sind beim Haupthaus die Dachziegel.

Lisa und Felix: Schon kapiert.

16

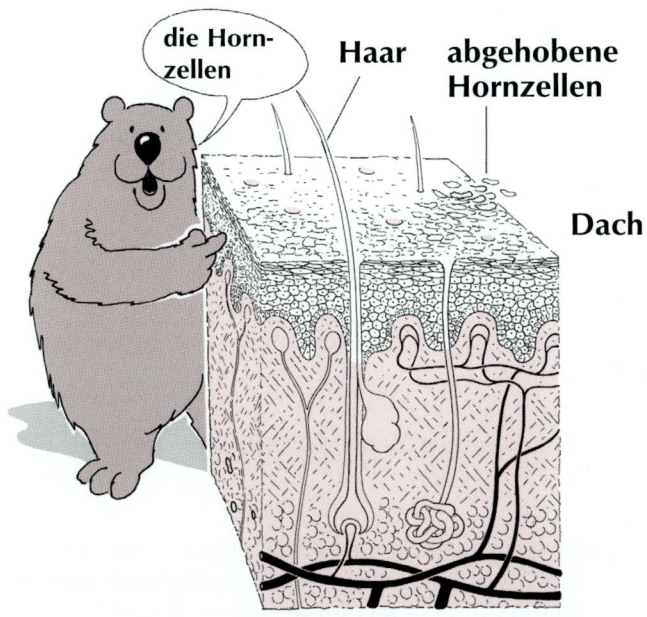

die Horn-zellen

Haar

abgehobene Hornzellen

Dach

Grischa: Im untersten Teil des Daches werden immer wieder neue Dachziegel gemacht, die sich nach oben schieben.

Felix: Moment mal, warum werden dort neue Dach-ziegel gemacht?

Grischa: Überleg' mal. Du hast doch sicher schon gese-hen, zum Beispiel beim Abtrocknen, wie sich kleine Schuppen von deiner Haut lösen.

Felix: Ja, aber ...?

Grischa: Die Schuppen kommen daher, dass die oberste Hautschicht abgenutzt und durch neue Dachzie-gel ersetzt wird. Sonst würde die Haut immer dünner werden.

Lisa: Wozu sind die Dachziegel denn da?

17

Grischa: Das Dach hat die Aufgabe, Schmutz, Staub und Wasser abzuhalten.

Lisa: Wie ein richtiges Dach den Regen, Schnee und Wind abhält?

Grischa: Ja, so ähnlich.
Damit das Dach noch länger hält, wird aus dem Schweiß und Fett eine Isolierschicht auf den Dachziegeln vermischt und verteilt als Extraschutz.

Felix: Wo kommen denn der Schweiß und das Fett her?

Grischa: Siehst du die Schornsteine oben auf dem Dach? Das, was beim Haus Schornsteine sind, sind in der Haut winzige Öffnungen.

Lisa: Diese kleinen Löcher heißen doch Poren.

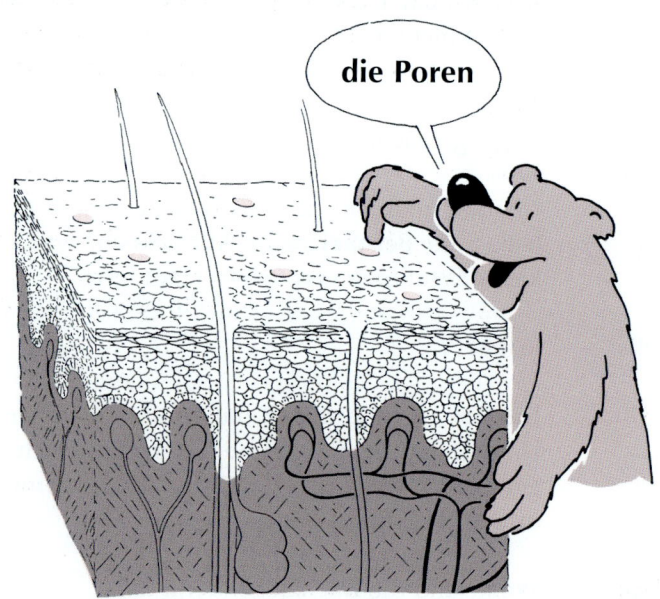

die Poren

Grischa: Stimmt, Lisa. Aus den Poren kommt der Schweiß.

Felix: Was ist Schweiß?

Lisa: Ist das Wasser aus dem Körper?

Grischa: Ja, Lisa. Aber im Schweiß sind außer Wasser noch jede Menge anderer Stoffe drin.

Lisa: Wozu sind diese Sachen im Schweiß denn da?

Grischa: Sie vertreiben die kleinen Einbrecher, die immer auf der Lauer liegen an den Öffnungen, durch die sie einsteigen können.

Felix: Meinst du so richtige Einbrecher mit einer Pistole?

Grischa: Nun ja, so ähnlich. Diese Einbrecher haben natürlich keine Pistolen. Es sind verschiedene Einbrecher wie zum Beispiel Bakterien und Viren. In Wirklichkeit sind sie so klein, dass Ihr sie ohne ein starkes Vergrößerungsglas nicht sehen könnt.

Lisa: Und wie werden diese Einbrecher vertrieben?

Grischa: Der Schweiß vermischt sich mit Fett auf der Hautoberfläche. Beide verteilen sich überall. Beim Hauthaus ist es die Isolierschicht des Daches.

Felix: Da können dann die Einbrecher nicht durch.

Grischa: Genau, sie können sich nirgends mehr festhalten und rutschen auf dem Schutzfilm aus.

Lisa: Kommt das Fett auch aus den Poren?

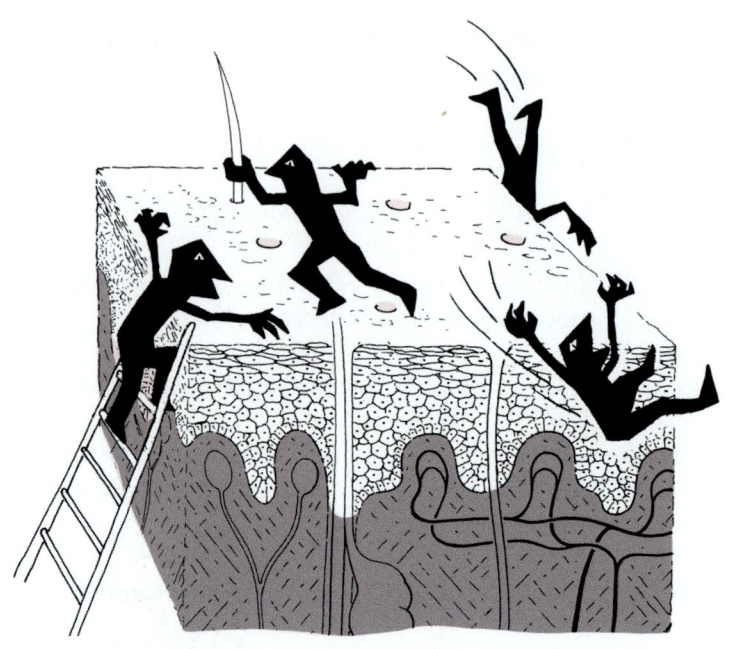

Grischa: Nein. Im mittleren Geschoss sitzt eine Fettmaschine ganz dicht am Haar. Von dort wird Fett am Haar entlang noch oben befördert.

Felix: Macht die Isolierschicht noch was anderes auf dem Hauptdach?

Grischa: Ja, sie schmiert die Dachziegel, damit sie beweglich sind.

Lisa: Hilft die Isolierschicht bei meiner Haut, dass sie nicht so trocken ist und reißt, wenn ich mich scheuere oder kratze?

Grischa: Ja, Lisa, du hast es verstanden.

Felix und Lisa: Können wir jetzt einmal sehen, wo die Fettmaschine sitzt?

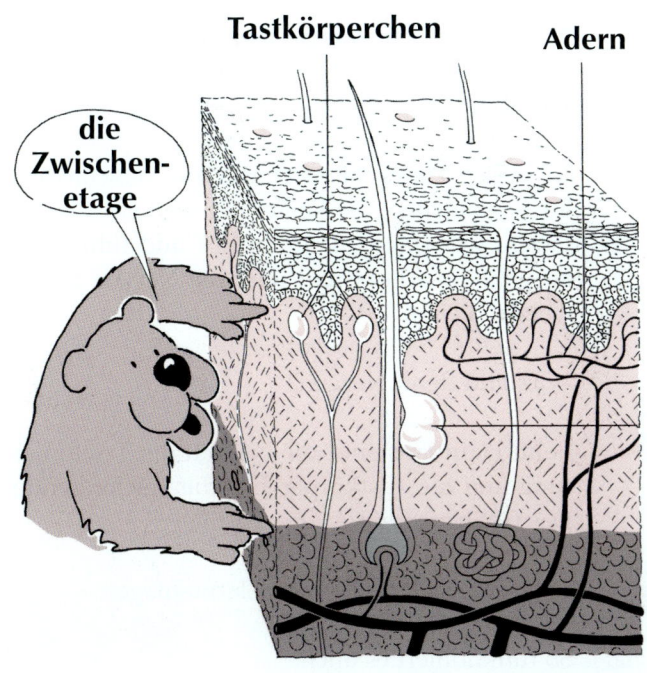

Tastkörperchen **Adern**

die Zwischen-etage

Fettmaschine

Grischa: Na klar, dann mache ich das Licht in der nächsten Etage an.

Grischa: Dieses Geschoss ist das größte von allen. Es wird **Lederhaut** genannt. Die Lederhaut wird von einem elastischen Netz durchzogen.

Lisa: Meinst Du ein Gumminetz?

Grischa: Ja, so ähnlich. Es macht die Haut sehr beweglich.

Grischa schiebt bei Felix die Haut auf seinem Unterarm hin und her.

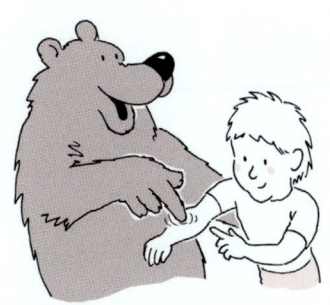

Grischa: Schau mal Felix, du kannst die Haut hin- und herschieben und leicht darauf drücken. Ohne dass es wehtut.

21

Felix: Nun kapier' ich, was du meinst.

Lisa: Ich auch.

Grischa: In dieser Hautschicht sind viele verschiedene Tastkörperchen. Sie heißen so, weil sie alles ertasten, was deine Haut berührt und fühlt. Und sie geben die Botschaft über die Nerven an das Gehirn weiter.

Lisa: Was sind denn Nerven?

Grischa: Beim Hauthaus sind die Nerven die Telefonleitung und die Tastkörperchen die Telefongeräte. Das Gehirn ist die Alarmzentrale.

Felix: Das hört sich an wie eine Alarmanlage.

Grischa: So funktioniert es auch.

Felix: Achtung, Achtung, hier spricht Tastkörperchen Felix – bei mir piekst es – was sollen wir tun? Alarmzentrale an Haut: Bitte nachsehen, warum juckt es jetzt?

Lisa: Hi, hi, hi, hi.

Grischa: Ich sehe, ihr habt verstanden, wie es geht.

Lisa und Felix grinsen stolz.

Grischa: Bis in diese Hautschicht kommt auch das Blut durch ganz feine Äderchen und bringt die Nahrung für die Haut. Die Äderchen sind beim Haus die Wasserleitungen.

Lisa und Felix *staunen und fragen*: Was? Nahrung für die Haut?

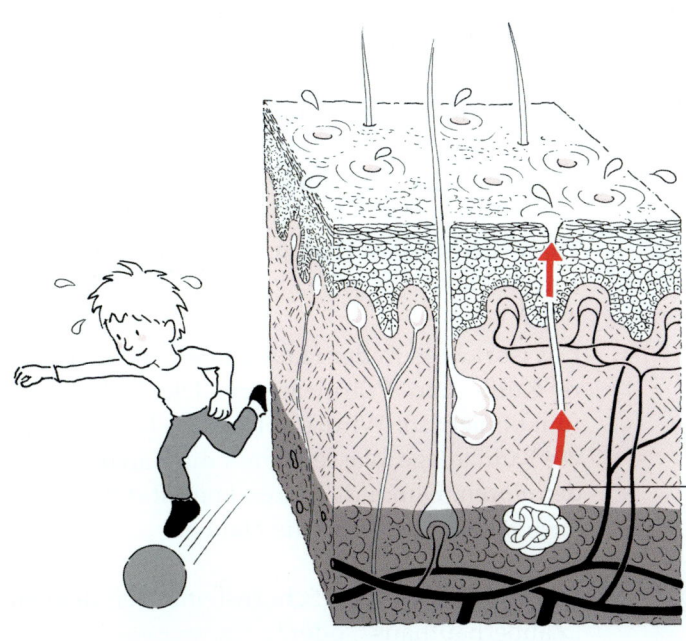

Schweißdrüse

Grischa: Ja, das Blut bringt für die Hautzellen Nahrung, Sauerstoff und Wasser, besonders für die Schweißdrüsen.

Felix: Wozu brauchen die Hautzellen denn Nahrung? Das kapier ich nicht.

Grischa: Du kannst fragen! In der Haut wird doch gearbeitet. Dafür brauchen die Zellen Nahrung.

Pause

Lisa: Puh, mir wird ganz heiß von dem ganzen Erklären.

Felix: Ich schwitze auch schon richtig, oh je, ich mach das Fenster mal kurz auf.

Grischa: Wisst ihr eigentlich, warum ihr schwitzt?

23

Lisa:	Ich schwitze, wenn es sehr warm ist.
Felix:	Oder wenn ich ganz schnell renne.
Grischa:	Wozu schwitzt ihr dann?
Felix:	Hmh; ich schätze, damit die Haut nicht noch heißer wird.
Grischa:	Das ist richtig. In der Haut gibt es eine besondere Kühl- und Wärmeanlage. Die Kühlanlage funktioniert so: Wird die Haut zu heiß, pumpt die Kühlanlage Wasser durch die Kanäle bis zu den Poren. Durch die Poren kommt das Wasser nach außen und kühlt die Haut ab.
Lisa:	Das sind doch die Schornsteine bei deinem „Zauberhauthaus", oder?
Grischa:	Genau. Und die Schweißdrüsen sind bei der Haut die Kühlanlage.
Felix:	Deshalb bringt das Blut immer Wasser für die Schweißdrüsen mit.
Grischa:	Prima, Felix. Du hast gut aufgepasst.
Felix:	Und wo sitzt die Heizung?
Grischa:	*(lacht)* Nun, die Wärmeanlage ist keine richtige Heizung. Wie sieht eure Haut aus, wenn ihr friert?
Lisa:	Dann bekomm' ich eine Gänsehaut.
Grischa:	Ja. Wenn es außen kalt wird, geben die Haare eine Meldung an die Tastkörperchen, und die telefonieren sofort mit der Alarmzentrale, dem Gehirn.

Felix: Dann klingelt in der Alarmzentrale das Telefon.

Lisa: (lacht) Genau, und die Alarmzentrale gibt den Befehl, sofort die Fenster und Türen zu schließen.

Grischa: Das ist richtig.
Die Poren schließen sich. Von außen siehst du die Gänsehaut. Die Haare sträuben sich.

Felix: Dann sind die Haare ja Fühler für Kälte.

Grischa: Und sie sind zusätzlich auch Schutz gegen die Kälte. Besonders da, wo viele Haare sind.

Lisa und Felix: Wie bei deinem Fell und unseren Haaren auf dem Kopf.

Grischa: Ja.

Felix: Das ist ganz schön kompliziert.

Grischa: Das stimmt. Da müssen alle gut zusammenarbeiten, damit es funktioniert.

Nach einer Weile:

Felix: Wo sitzt denn nun die Fettmaschine?

Grischa: In der Lederhaut (also in der Etage unter dem Dach) wachsen die Härchen aus einem Haarbalg durch die Oberhaut durch. Der Haarbalg ist wie eine Graswurzel. Ganz dicht am Haar sitzt die Fettdrüse. Die funktioniert etwa so wie eine Fettmaschine, die dauernd Fett herstellt und am Haar entlang nach außen drückt.

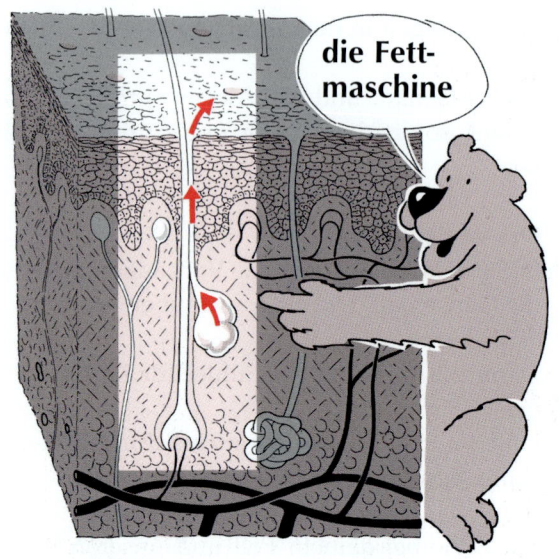

Lisa: Meine Mutti sagt immer, dass ihre Haare so schnell fettig werden. Ihre Fettdrüsen machen zu viel Fett, oder?

Grischa: Genau.

Felix: Mir fällt gerade ein, Du hast gesagt, dass die Isolierschicht und die Dachziegel die Haut vor Einbrechern schützen. Aber was passiert, wenn die Einbrecher trotzdem einen Weg in die Haut finden, ...

Lisa: *(fällt ihm ins Wort)* Und wenn ich mich kratze und kleine Risse in der Haut sind?

Felix: Da fehlen doch ganz viele Dachziegel!

Grischa: Oje, alles der Reihe nach. Ich will es euch erklären: In der Haut gibt es noch ein Abwehrsystem.

Felix: Etwa eine Polizei?

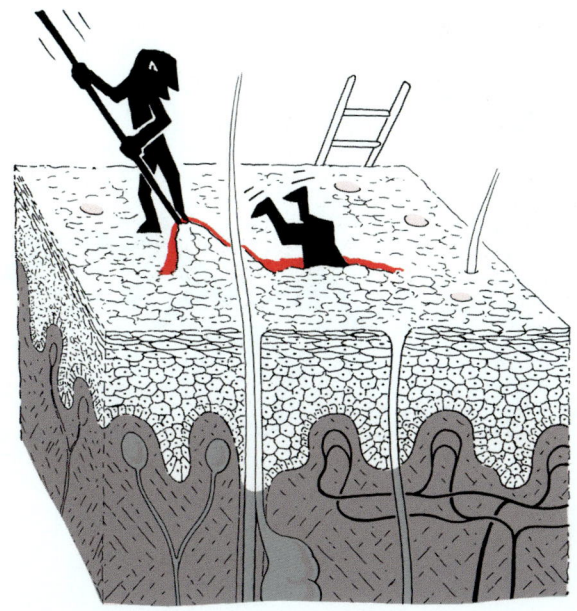

Lisa: Du spinnst, Polizei in der Haut kann es doch nicht geben.

Grischa: So falsch ist das nicht. Es gibt besondere Zellen. Diese Zellen passen wie Wachposten auf, wer oder was in die Haut reinkommt. Bei Gefahr rufen sie andere Zellen, zum Beispiel die „Fresszellen", die wie Staubsauger diese Störenfriede wegsaugen. Oder die Mastzellen, die wie Knallkörper aufplatzen und ganz viel Juckpulver verspritzen. Das vertreibt die Einbrecher.

Felix: Siehst Du Lisa, da ist nicht nur eine Polizei, sondern auch noch eine Armee von Helfern.

Lisa: Schon okay.

Nach einer Weile.

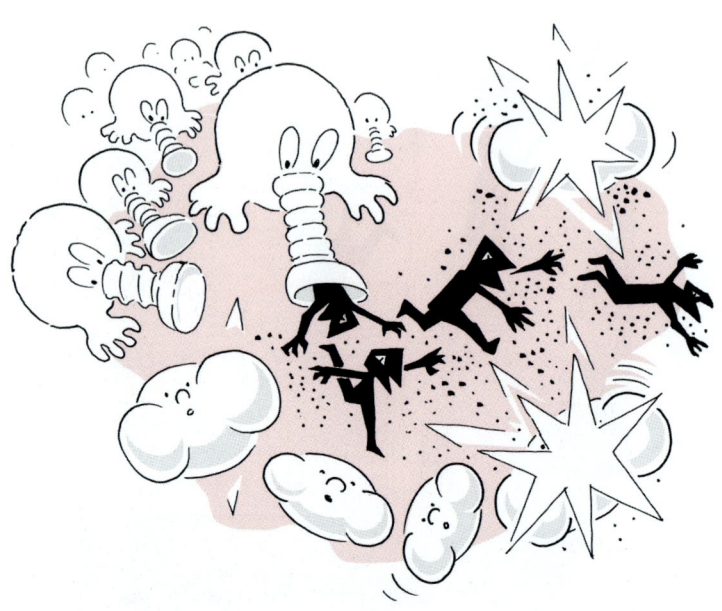

Grischa: Nun lasst uns noch in das letzte Geschoss steigen.

Felix: Oh je; noch ein Geschoss; mir schwirrt schon der Kopf von all dem.

Grischa: Dieses Geschoss nennt man Unterhaut. Dort befindet sich das Fettgewebe. Es umschließt die feinen Blutadern und isoliert die Muskeln nach außen.

Felix: Ist das so, wie wenn Wasserleitungen in den Wänden mit Schaumstoff isoliert werden?

Grischa: Ja genau. Was beim Haus die Wasserleitungen sind, sind in der Haut die Adern.

Lisa: Kommt das Fettgewebe auch aus der Fettmaschine?

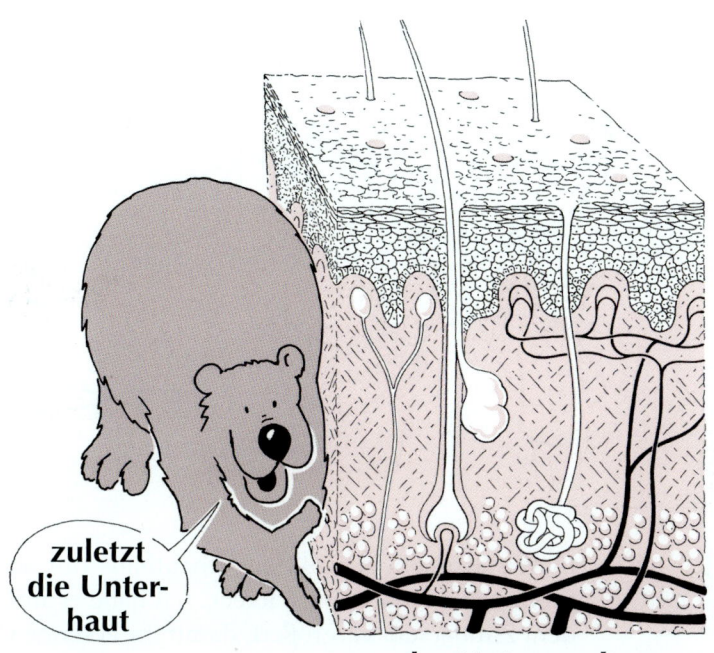

das Untergeschoss

zuletzt die Unterhaut

Grischa: Nein, wenn wir mehr essen, als unser Körper braucht, lagert er das Übriggebliebene in der Unterhaut. Es ist der Vorrat und heißt Fettgewebe.

Felix: Sind deine Speckfalten unter dem Fell auch Fettgewebe?

Beide Kinder lachen.

Grischa: Stimmt, Felix.

Lisa: Weißt du, Grischa, ich kapier' nicht, wo so ein Hauthaus steht. Das passt doch gar nicht in die Wirklichkeit, oder?

Grischa: Stimmt. Passt einmal auf.

29

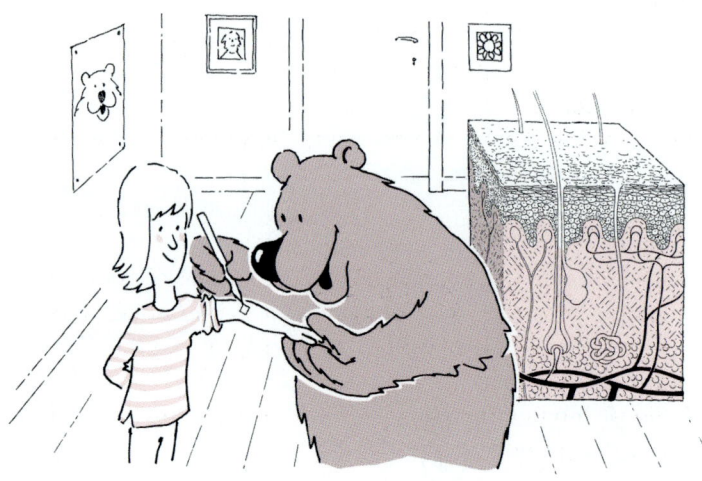

Grischa: In Wirklichkeit ist das Zauberhauthaus nur so groß, wie dieses kleine Viereck. Ich habe es mit dem Zauberstab vergrößert, damit ihr erkennen könnt, was alles in der Haut ist.

Felix: Dann haben wir viele Hauthäuser auf unserem Körper?

Lisa: Das ist richtig. Aber die Häuser sind nicht alle gleich. Da kann alles Mögliche passieren.

Felix: Das stimmt. In meiner Haut passiert oft was Nerviges. Sie juckt so doll und ich muss mich dann viel kratzen. Warum ist das so?

Lisa: Oh nein, ich kann nicht mehr.

Grischa: Ich finde auch, wir machen jetzt erst eine Pause.

MERKBOX

Die Haut ist das größte Organ unseres Körpers. Sie ist wie eine Schutzhülle, die uns ganz bedeckt.

Sie ist in drei Schichten aufgebaut: Die Oberhaut, die Lederhaut und die Unterhaut. Ihre Aufgaben sind:

1. In der Haut wird Hautfett (Talg) hergestellt, das mit dem Schweiß auf der äußeren Hautschicht (Oberschicht) vermischt, einen idealen Schutzmantel gegen Eindringlinge bildet. Zusätzlich schützt die Haut gegen Staub, Dreck, scharfe Flüssigkeiten, spitze und scharfe Gegenstände und zu starken Druck.

2. Sie ist Temperaturregler für den Körper, wenn es im Inneren zu warm oder zu kalt wird, auch beim Rennen und Toben.

3. Die Haut ist für den Körper auch eine Vorratskammer. Sie speichert Flüssigkeit, Salze und Fett.

4. Wenn fremde Stoffe oder Bakterien einen Weg in den Körper gefunden haben, werden sie bekämpft. Dafür gibt es zwei verschiedene Wege. Einmal können sie von Stoffen der Mastzellen vernichtet oder von den verschiedenen Fresszellen geschluckt werden.

5. Die Haut nimmt mit einer Alarmanlage – den Nerven und Tastkörperchen – alle Berührungen und Empfindungen auf und leitet sie an die Alarmzentrale, das Gehirn, weiter. Die Antworten gehen von dort zurück an die Hautzellen oder Muskeln.

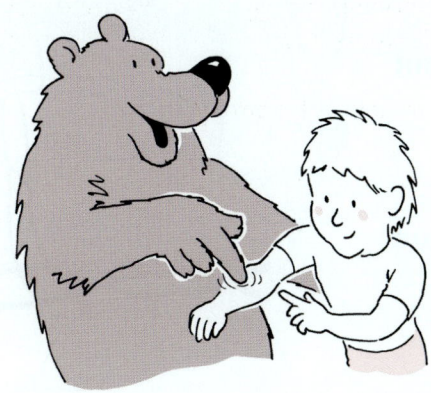

Was ist Neurodermitis und welche sind deine Symptome?

Felix: Was passiert denn nun in meiner Haut bei – eh wie heißt das noch?

Lisa: Bei der Neurodermitis, meinst du?

Grischa: Na, ihr wisst doch noch: Die gesunde Haut mit den drei Schichten ist ganz glatt und elastisch. Bei Neurodermitis ist die Haut ganz ...

Lisa: *(fällt ins Wort):* ... hubbelig und rau wie Schmirgelpapier.

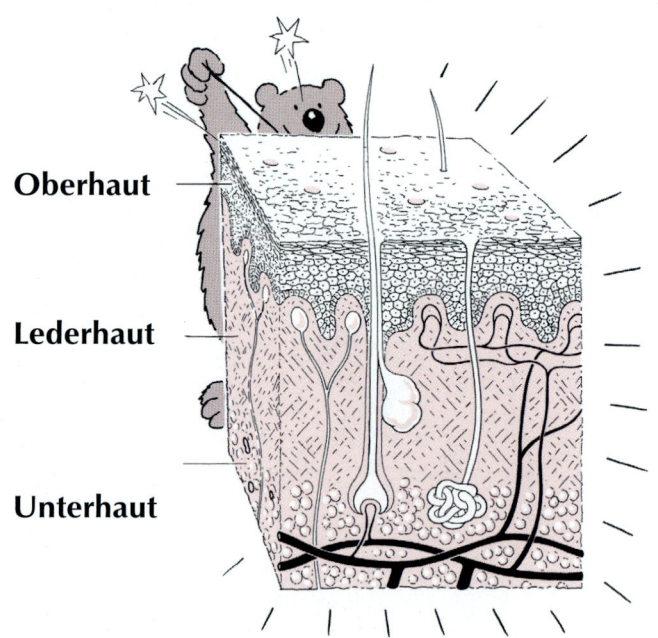

Oberhaut

Lederhaut

Unterhaut

Felix: Und bei mir ist sie manchmal rot, oder ich taste harte Knötchen in ihr, wenn ich mit den Fingern über sie streiche. Besonders deutlich ist das in den Ellenbeugen und Kniekehlen.

Lisa: Bei mir kommt das auch oft vor am Hals oder hinter den Ohren. Ab und zu auch an den Händen oder um die Augen herum.

Grischa: Das habt ihr ja gut an euch beobachtet! Also – überlegt mal – wenn die Haut anders aussieht oder sich so komisch anfühlt – das sieht aus, als ob sich in den Hautetagen etwas ändern würde.

Felix: Das versteh' ich nicht, kannst du mir das nicht noch einmal an unserem Haus mit den Hautschichten zeigen?

Grischa: Na klar, ich will es zumindest versuchen. Zum Beispiel wenn die Haut schuppig ist, dann türmen sich die vielen Dachziegel vom Hornhaut-

Schuppen

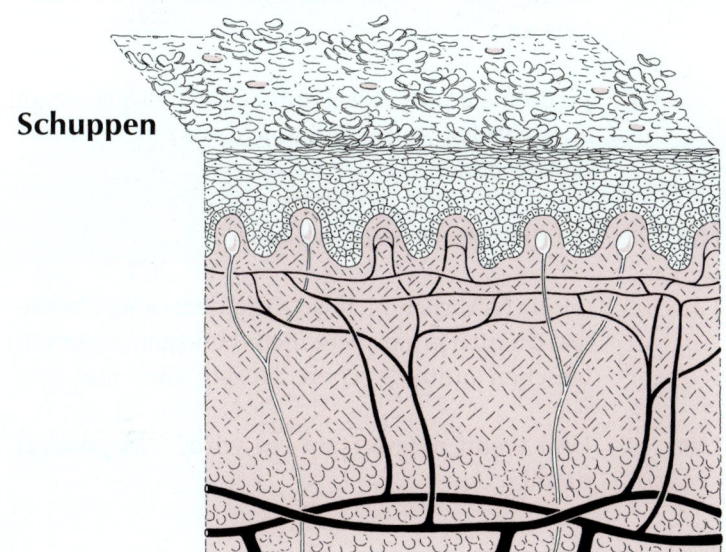

33

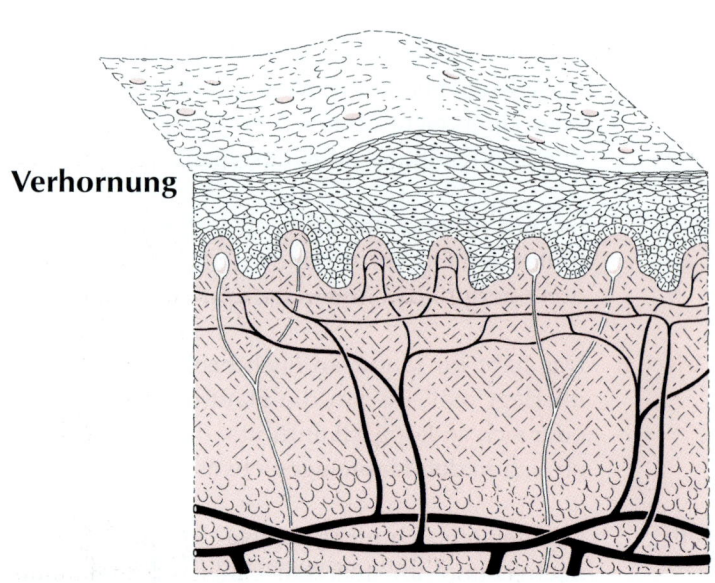

Verhornung

dach aufeinander. Sie lösen sich einfach nicht mehr von den unteren, neuen Ziegeln ab.

Felix: Aber ich habe nicht nur viele Schuppen, sondern meine Haut in den Gelenken fühlt sich dick und hart an.

Grischa: Ja, da liegen im Hornhautdach viele Dachziegel aufeinander, so als wollte jemand einen Panzer daraus bauen.

Lisa: Du meinst, wie beim Nashorn?

Grischa: *(lacht)* Natürlich nicht so dick, denn sonst könntest du dich ja gar nicht mehr bewegen. Aber ein bisschen stimmt's schon, ich zeig' dir's mal.

Lisa: Und wenn meine Haut rot wird, was passiert dann?

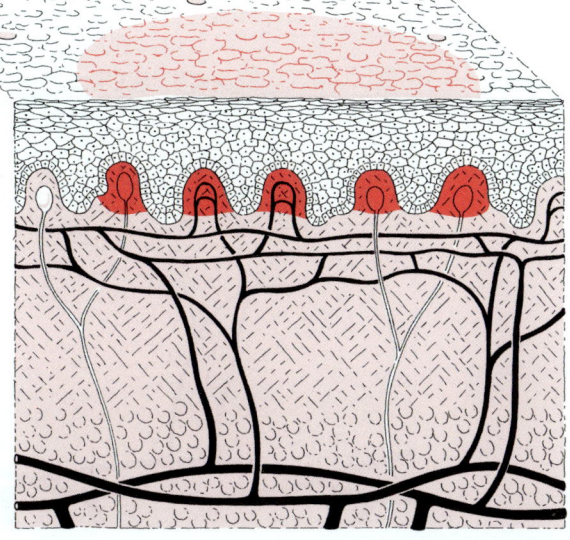

roter Fleck

Grischa: Dann fließt an diesen Stellen in den Wasserleitungen der Lederhaut mehr Blut, so viel, dass es durch das Ziegeldach durchscheint.

Felix: Und wie ist das mit den Knötchen, die ich auch fühlen kann?

Grischa: An den Stellen liegen dann weniger Dachziegel im Hornhautdach übereinander. Sie wölben sich vor. Die Wohnungen in der Lederhaut rücken außerdem enger aneinander und knubbeln sich. Das gilt auch für die Leitungen, manchmal auch für die Alarmanlagen, die Nerven.

Lisa: Aber ich habe keine Knötchen, sondern meine Haut ist immer trocken.

Grischa: Genau, auch die Fettmaschinen in der Haut bilden nicht genügend Fett, so dass die Haut damit nicht mehr eingeschmiert werden kann.

35

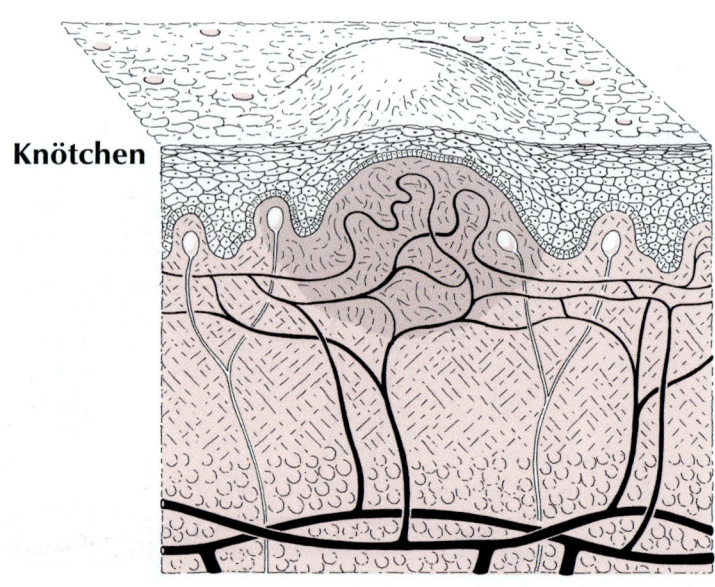

Knötchen

Lisa: *(stöhnt)* Puh, ist das alles kompliziert!

Felix: Aber spannend, endlich kapier' ich mal, was mit meiner Haut los ist.

Lisa: Denkste, Grischa hat noch kein Wort dazu gesagt, warum die Haut einreißt und dann so scheußlich weh tut!

Grischa: *(tröstend)* Immer mal langsam der Reihe nach, Lisa. Das hat damit zu tun, dass deine Haut weniger geschmeidig ist. Der Schutzmantel der Haut ist dünner und hat Löcher.

Lisa: Aber die Risse und Wunden an der Haut haben im Sommer im Salzwasser so scheußlich wehgetan! Ich kann das einfach nicht vergessen.

Felix: Los Grischa, erzähl weiter!

Hautriss

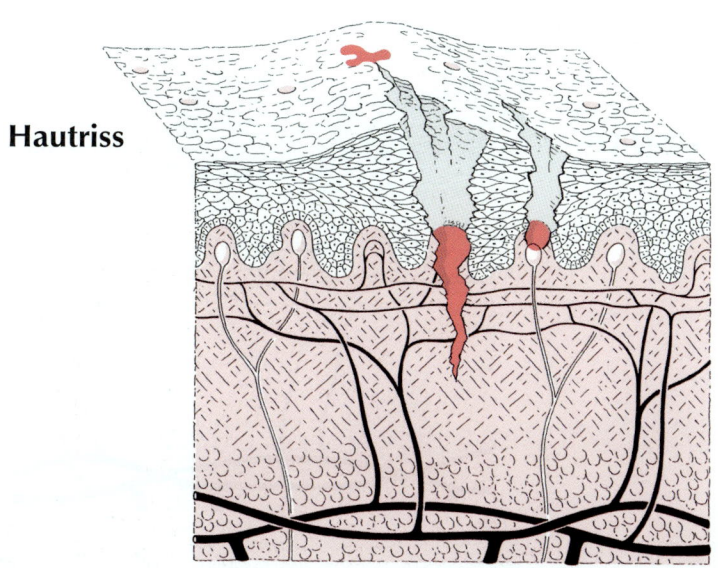

Grischa: Also: Die Haut reißt ein – das tut sie ja besonders leicht an den verdickten Stellen in den Gelenken. Dann sieht das so aus *(Bild oben)*.

Lisa: *(aufgeregt)* Der Riss reicht bis in die Alarmanlagen der Lederhaut. Kein Wunder, dass die verrückt spielen und es bei mir weh tut!

Felix: Und dann noch, wenn du weißt, dass nicht nur ein Riss wie beim Schnitt mit einem Taschenmesser da ist, sondern dass oft viele nebeneinander entstehen.

Grischa: *(seufzt ein wenig)* Ja ja, manchmal habt ihr es auch verflixt schwer mit dieser Neurodermitis.

Lisa: Kannst du ruhig laut sagen. Vor allen Dingen unseren Eltern! Die glauben das oft nicht.

Bläschen

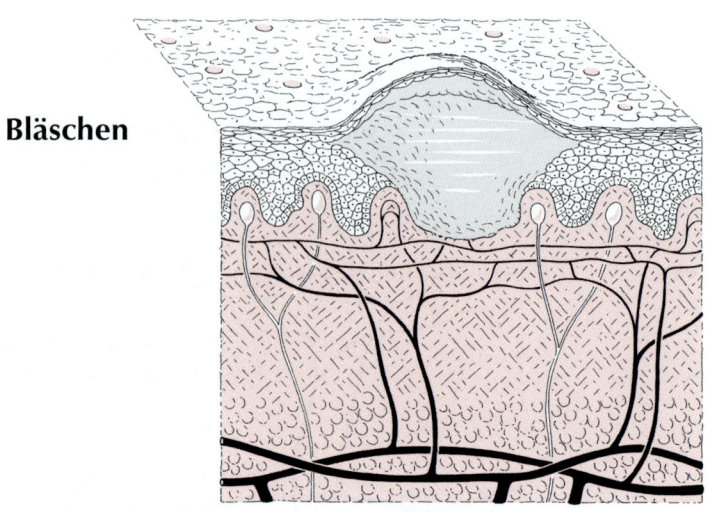

Felix: *(protestiert)* Aber meine Eltern meistens doch, nur nicht der Turnlehrer, wenn's beim Sport in den Kniekehlen weh tut.

Grischa: Dem kannst du ja demnächst das Buch zu lesen geben.

Felix: Du, Grischa, im letzten Jahr hatte ich ganz schlimm Neurodermitis. Plötzlich entstanden überall Bläschen auf der Haut.

Grischa: Da war wohl in deinen Hautschichten die Hölle los, vielleicht so *(Bild oben)*?

Lisa: Ja, genau: Das sieht fast so aus, als wäre da ein Wasserrohrbruch zwischen dem Dach und der Wohnetage – ich meine in der Lederhaut – passiert.

Felix: … und als könnte das Wasser erst mal nicht ablaufen. Aber auf einmal platzt das Bläschen, und es läuft wie klebriges Wasser nach draußen.

Grischa: Dieses klebrige Zeug kommt aus dem Blut in der Lederhaut dorthin. Es heißt: Lymphe.

Lisa: Aber bei mir ist schon mal so gelb-grüne Soße gekommen. Meine Mutter hat gesagt, das wäre Eiter.

Felix: *(fragend)* Grischa, was ist denn überhaupt Eiter.

Grischa: *(überlegend)* Ja, hmh ... ich hab's. Ihr habt doch von den Fresszellen gehört, die in der Lederhaut wohnen.

Felix und Lisa *nicken*: Das ist doch die Polizei der Haut?

Grischa: Ja. Wenn also in der Oberhaut und der Lederhaut Chaos ist, die Wasserrohre platzen, dann werden auch die Fresszellen gereizt. Kommen dann von außen durch die Risse Bakterien als Einbrecher in die Wohnung, werden sie von den Fresszellen gefressen. Dadurch entsteht Müll. Dieser ist in den Eiterblasen oder Pusteln enthalten.

Felix: Die Haut kann sich also richtig wehren?

Lisa: *(ungeduldig)* Das hat Grischa doch gerade erzählt. Sicher spielen auch wieder die Alarmanlagen verrückt ...

Felix: und ... und die Antennenkanäle – da wo die Haare sind – können verstopfen.

Lisa: Und wie schmutziges Löschwasser fließt die grüne Soße, wenn die Bläschen platzen.

Pustel

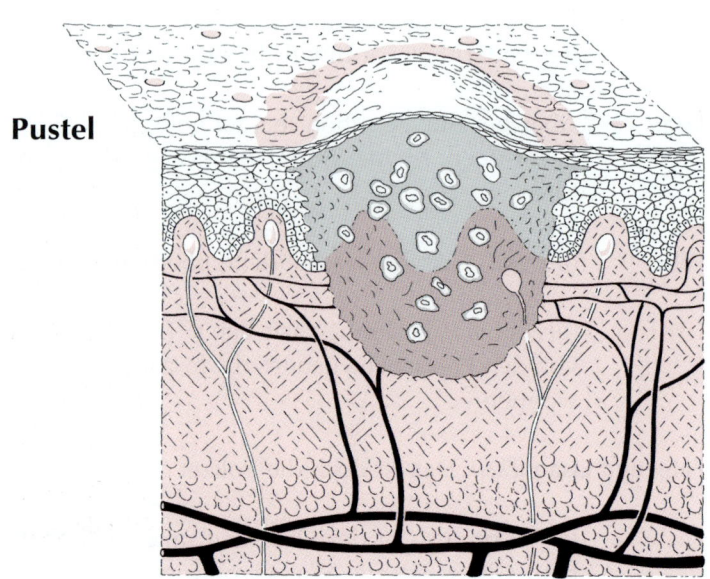

Grischa: Und rundherum ist die Lederhaut. Denn in den gereizten Wohnungen und Wasserrohren fließt sehr viel Blut, die neue Fresszellen heranbringen.

Felix: *(nickt)* Deshalb gibt es auch so rote Kreise um die Pusteln herum.

Lisa: Was passiert denn, wenn die Pustel geplatzt ist?

Felix: Na, dann hat die Haut eine tiefe Grube.

Grischa: Richtig, diese Grube nennt man Geschwür. Es reicht tief in die Lederhautetage hinein, so dass unsere Alarmanlagen bloßliegen. Deshalb schmerzt die Wunde auch.

Lisa: Da fehlt ja völlig das Hornhautdach, die Ziegel vom Hauthaus sind ja alle weg!

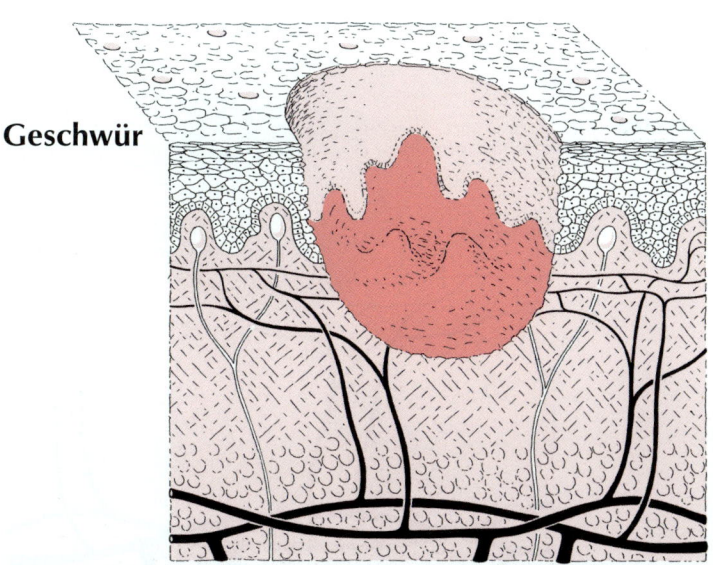

Geschwür

Felix: Das sieht fast so aus, als wäre beim Sturm das Dach vom Haus weggeflogen, da regnet es richtig rein.

Grischa: Damit ist das Gewebe unter der Oberhaut völlig schutzlos.

Lisa: Klar, darum tut das Geschwür auch beim Waschen so weh!

Felix: Sag mal Grischa. Kann die Haut denn repariert werden?

Grischa: Natürlich geht das. Die Haut heilt wieder, die Entzündung geht zurück und die Hautschichten legen sich wieder richtig übereinander.

Lisa: Wie soll das klappen?

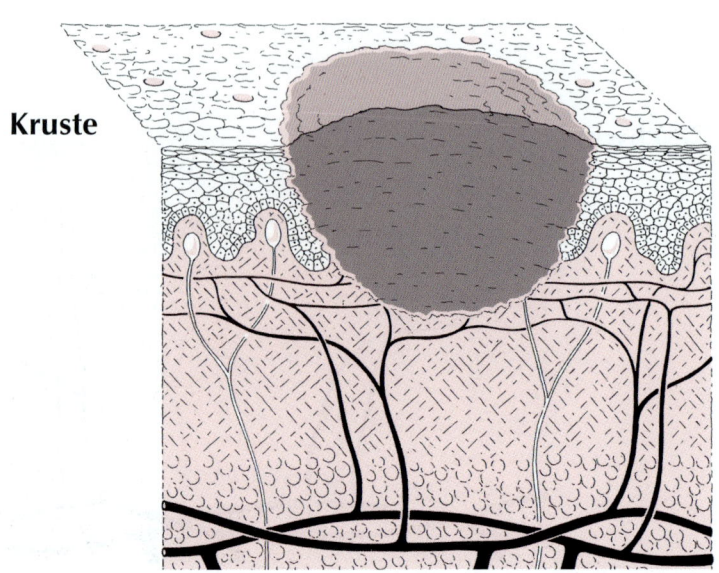

Kruste

Grischa: Schau mal, Lisa. In die Lücke, ich meine in das Geschwür, fließt langsam dieses klebrige Wasser aus dem Blut. Es trocknet und dadurch entsteht eine Kruste oder Borke.

Felix: Klar, kenn' ich. Wenn man die wieder abknibbelt, blutet es von vorne.

Grischa: Aber wenn du etwas wartest, wächst von unten und von der gesunden Seite her das Loch wieder zu. Die Dachziegel verschließen sich und liegen wieder übereinander.

Lisa: Aber manchmal kann ich nicht mehr warten, ich muss die Borken abkratzen, weil die Haut darunter so juckt.

Felix: Meine Mama schimpft dann oft mit mir und sagt, davon kommen Narben.

Narbe

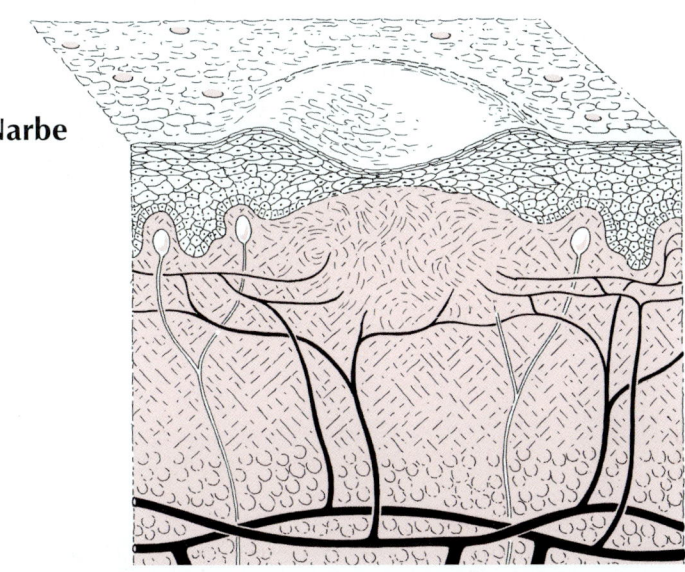

Grischa: Im Prinzip hat deine Mutter Recht. Wenn die Reparatur immer wieder gestört wird, kommen die Bauleute durcheinander. So ist das auch in den Hautschichten, vor allen Dingen in der Lederhaut. Die Wohnungen werden enger, stattdessen werden die Mauern immer dicker. Das nennt man Narbengewebe.

Lisa: Es muss aber nicht immer so schlimm kommen Grischa, oder?

Grischa: Nein, natürlich nicht, deshalb ist es auch so wichtig zu wissen, was ihr gegen den Juckreiz tun könnt.

Felix: Was ist denn überhaupt Juckreiz?

Lisa: *(protestiert)* Nö, ich will jetzt erst mal Pause machen, das war mächtig anstrengend bis hierhin.

Grischa und **Felix:** Okay, wir ruhen uns erst einmal ein bisschen aus.

MERKBOX

Bei der Neurodermitis ist die Haut entzündet, d.h. die Ordnung der Hautschichten ist gestört, und die Schichten selber verändern sich. Es gibt eine langdauernde, chronische Entzündung, besonders an bestimmten Körperstellen wie den Gelenkbeugen, am Hals oder im Gesicht. Manche Kinder sind aber auch von Kopf bis Fuß betroffen.

Bei der chronischen Entzündung kommt es zu Rötungen, Schuppungen, Verhornung und Knötchenbildung (siehe die Bilder Seite 33-36). Auch die chronische Entzündung kann schmerzen und jucken. Die Gelenke sind manchmal weniger beweglich, weil die Haut spannt und nicht mehr elastisch ist.

Zusätzlich kann es zu plötzlichen, d.h. akuten Hautverschlechterungen kommen. Dazu gehören Einrisse, Bläschen, eitrige Pusteln, Geschwüre und Borken (siehe die Bilder Seite 37-42). Selten sind die Entzündungen so stark, dass die Haut nicht mehr richtig heilen kann. Es kommt dann zu Narben (Bild Seite 43). Neben der Entzündung und der gespannten Haut tritt bei der Neurodermitis auch eine Störung der Hautfettung auf. Die Haut ist zudem leichter verletzlich und kann sich nicht so gut gegen Einbrecher wie zum Beispiel Bakterien wehren.

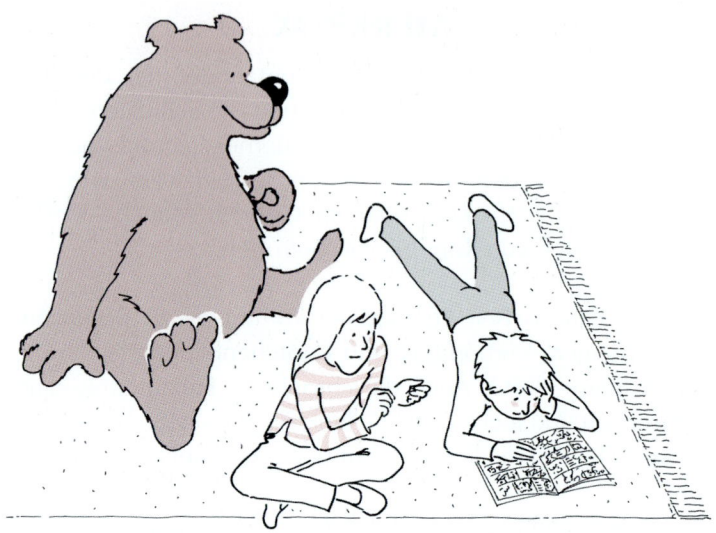

Wie entsteht Juckreiz?

Lisa: Au verflixt, seitdem ich mich auf dem Teppich ausgeruht habe, fängt meine Haut wieder an zu jucken. Besonders hier an meiner rechten Hand.

Grischa: *(noch etwas schläfrig)* Dann hol' dir doch etwas Kaltes zum Kühlen, zum Beispiel einen nassen Waschlappen.

Lisa: Ich will lieber wissen, wodurch dieser verdammte Juckreiz kommt.

Felix: Der nervt mich auch ab und zu ganz furchtbar. Wenn ich morgens aufwache, habe ich im Schlaf an meinen Ellenbeugen gekratzt.

Lisa: Mich juckt es auch, wenn Papa mit mir schimpft wegen irgendeines Blödsinns, den ich gemacht habe.

46

Felix: Ich muss auch immer jucken, wenn ich mich über meinen kleinen Bruder tierisch geärgert habe. Neulich hat er meine Eisenbahn kaputtgemacht.

Grischa: Der Juckreiz bei der Neurodermitis ist wirklich eine Qual. Schlimm ist auch, dass wir noch nicht alles über den Juckreiz wissen.

Lisa: *(jetzt wütend)* Was weißt du denn überhaupt?

Grischa: Nun reg' dich mal nicht auf, Lisa. Ich weiß schon einiges: Ihr erinnert euch doch sicher an die vielen Zellen, die in den Wohnungen der Lederhaut sitzen.

Lisa: Na und? Was haben sie denn mit dem Jucken zu tun?

Grischa: *(lächelt)* Ne ganze Menge! Denn manche dieser Zellen stecken voll mit Juckpulver.

Felix: Meinst du das im Ernst? Wie die Hagebutten, wenn sie platzen?

Grischa: So ähnlich, natürlich sind die Zellen viel, viel kleiner. Wenn also – wie vorhin bei Lisa – Borsten aus dem Teppichboden die empfindliche Haut reizen, ...

Lisa: ... dann platzen diese Zellen und das Juckpulver gerät überall in die Wohnung der Lederhaut.

Grischa: Ganz genau und damit nicht genug. Das Juckpulver – es wird auch Histamin genannt – reizt die Alarmanlage der Haut.

Felix: Du meinst die Tastkörperchen und Nerven?

47

Grischa: *(nickt und fährt fort)* Weiter führt das Juckpulver zu einer stärkeren Durchblutung in den Wasserrohren der Wohnung.

Lisa: Deshalb wird meine Haut auch rot. Doch warum gibt es auch noch so weiße Stellen, so ähnlich wie bei den Brennnesseln?

Grischa: Du meinst die Quaddeln? Weil beim stärkeren Blutfluss auch mehr Wasser aus dem Blut in der Haut bleibt. Das reicht bis in das Ziegeldach der Hornhaut hinein. Schaut mal her.

Felix: Wenn man durch das Juckpulver erst einmal angefangen hat zu kratzen, kann man kaum noch aufhören. Warum ist das so?

Grischa: Weil dann weitere Zellen gereizt werden, die voll mit Juckpulver sind. Die platzen dann auf, und schon ist das volle Chaos in dem Hauthaus in Gange.

Quaddel

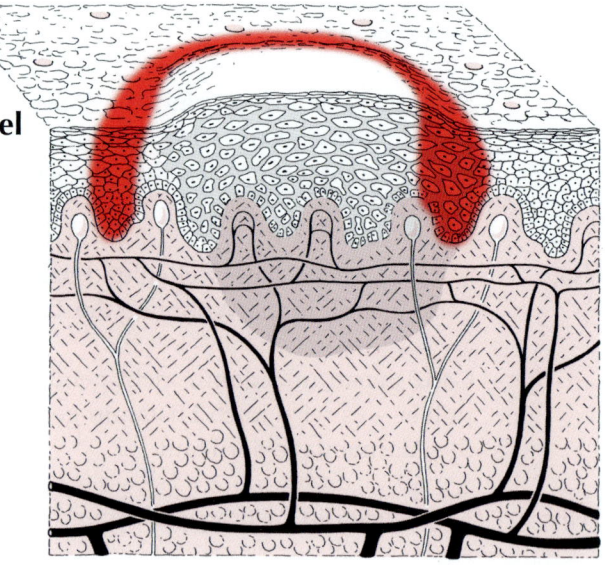

Felix: Das passiert auch, wenn ich mich über meinen Bruder ärgern muss, oder wenn ich aufgeregt bin an meinem Geburtstag.

Lisa: Bei mir hört der Juckreiz erst dann auf, wenn meine Haut blutet und wehtut.

Grischa: Stimmt genau. Erst wenn die Alarmanlagen erschöpft sind, hört der Juckreiz auf. Was ihr sonst gegen Juckreiz tun könnt, besprechen wir später.

MERKBOX

Juckreiz ist etwas Alltägliches, jeder von uns kennt ihn und kratzt sich, wenn er irgendetwas auf seiner Haut spürt.

Bei der Neurodermitis gibt es häufig Juckreiz. Natürlich ist der Juckreiz nicht immer gleich stark oder schlimm vorhanden. Das hängt auch ab von der Schwere der Hautentzündung.

Der Juckreiz kann durch hautreizende Kontakte von außen, z.B. durch Tierhaare, Wärme oder chlorhaltiges Wasser ausgelöst werden. Er tritt aber auch bei „Stress" auf, z.B. bei freudiger Aufregung, starker geistiger Anstrengung oder bei Streit und Ärger. Bestimmte Zellen in der Haut entleeren ihren Inhalt, z.B. das „Juckpulver" Histamin. Dadurch werden die Hautnerven gereizt, ihr spürt das Jucken und müsst euch kratzen. Dadurch werden neue Zellen gereizt, ihr müsst noch mehr kratzen. Es kommt ein schlimmer Teufelskreis in Gang. Wenn ihr nichts dagegen übernehmen könnt, stoppt erst der Schmerz den Juckreiz, denn der Schmerz wird vom Gehirn stärker wahrgenommen.

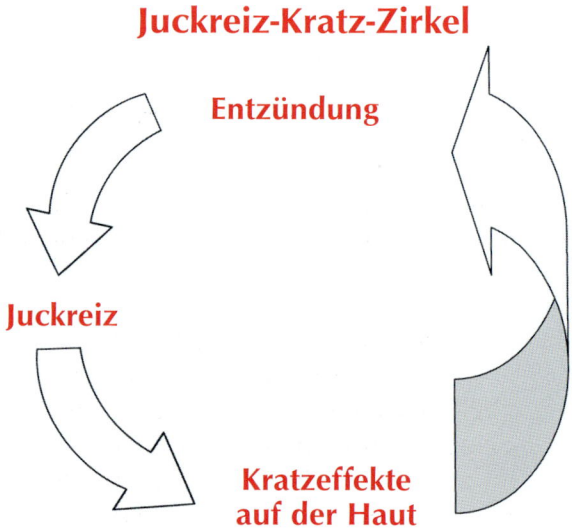

Juckreiz-Kratz-Zirkel

Entzündung

Juckreiz

Kratzeffekte auf der Haut

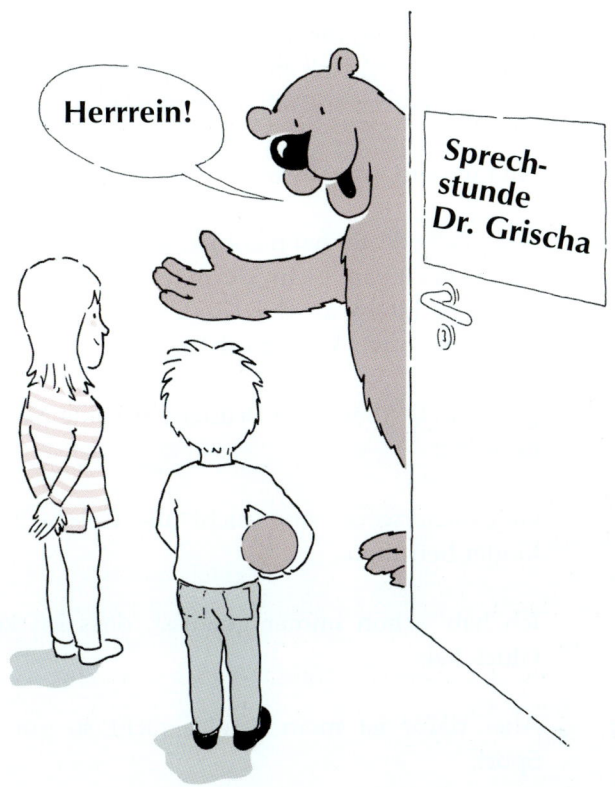

Wodurch wird die Neurodermitis ausgelöst und wie können du und dein Arzt diese Auslöser erkennen?

Lisa: Grischa, weißt du überhaupt, warum ich Neurodermitis habe? Meine Eltern wissen darauf keine Antwort.

Felix: Mein Papa sagt immer: Du hast Neurodermitis, weil ich als Kind auch eine gehabt habe. Auch schon deine Großmutter hatte juckende Hautstellen. Ich hab' ihn dann gefragt, warum denn die Oma und auch er Neurodermitis haben. Darauf hat er nur mit den Achseln gezuckt.

Grischa: Kinder, Kinder, ihr fragt mir ja richtig Löcher in den Bauch. *(Wackelt mit dem Kopf hin und her und überlegt)* Womit soll ich denn bloß anfangen?

Lisa: Na mit dem, was du weißt.

Grischa: Also, Felix' Vater hat nicht Unrecht. Oft wird die Möglichkeit, an Neurodermitis zu erkranken, von den Eltern an die Kinder weitergegeben. Das nennen wir Vererbung.

Felix: *(protestiert)* Aber mein Bruder hat keine Neurodermitis!

Grischa: Glücklicherweise sind nicht alle Geschwisterkinder betroffen.

Lisa: Ich hab' schon immer gewusst, dass ich kein Glück hab.

Felix: Aber dafür ist mein Bruder nicht so gut im Sport.

Grischa: Siehst du, jeder Mensch hat Fähigkeiten, die andere nicht haben. Daran ändert auch die Neurodermitis nichts.

Lisa: Aber wenn ich laufe und schwitze, fängt meine Haut an zu blühen, und ich muss mich kratzen.

Felix: Bei mir kommt das, wenn ich im Hallenbad in Chlorwasser schwimme. Passiert aber nicht im Sommer im Meer.

Grischa: Da habt Ihr schon einige Auslöser genannt, zum Beispiel Schwitzen, Wärme, Chlorwasser oder wenn du, wie eben Lisa, auf dem Teppichboden liegst.

Lisa: Manchmal kratzt auch die Unterwäsche schrecklich.

Felix: Und bei mir der Jogginganzug. Aber der ist aus so 'nem Plastikzeug, in dem man ganz doll schwitzt. Dabei gibt es jetzt schon so Sportlerklamotten, die sind ganz weich und lassen den Schweiß durch!

Lisa: Letztens hab' ich von Tante Ingrid einen tollen Wollpullover geschenkt bekommen – direkt aus dem Urlaub in Griechenland. Aber als ich den angezogen habe – puh, nach einer Viertelstunde musste ich schon wahnsinnig kratzen, besonders an den Handgelenken.

Grischa: Ihr seid richtige Experten: Wolle und Synthetik, manchmal auch harte Kanten von Baumwolle können die den Juckreiz auslösen und die Neurodermitis verschlimmern.

Felix: Aber warum nicht bei allen Kindern?

Grischa: Eben weil eure Haut besonders empfindlich reagiert. Das ist halt angeboren, so wie bei anderen Kindern eine spitze Nase oder abstehende Ohren.

Lisa: Manchmal wird meine Haut ganz rot, wenn ich mich mit normaler Seife wasche.

Felix: Oder ich das Haarwaschmittel meines Bruders benutze.

Lisa: Meine Mutter meint, ich würde auch allergisch reagieren auf Tierhaare und Milben.

Grischa: Wisst ihr überhaupt, was eine Allergie ist?

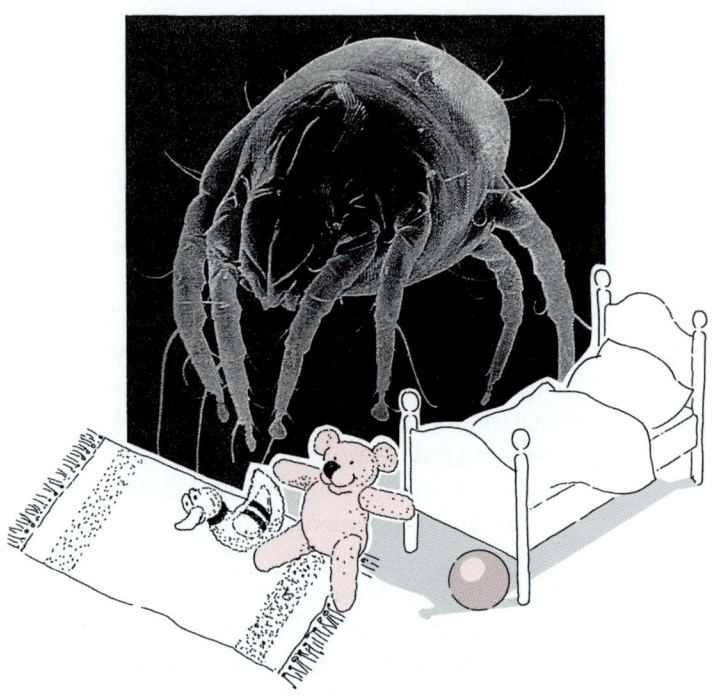

Lisa: Nö, eigentlich nicht richtig.

Grischa: Bei einer Allergie, zum Beispiel auf die Hausstaubmilben, spielt der Körper schon verrückt, wenn er nur mit wenigen Milben Kontakt hat.

Felix: *(fragend)* Milben, was ist denn das für'n Zeug?

Lisa: Milben sind so klitzekleine Tierchen, die überall dort leben, wo Staub ist: In Teppichen, Kuscheltieren, im Sofa und im Bett. Für die vielen Milben ist es im Bett auch kuschelig warm.

Grischa: Und im Bett reizt der Milbenstaub deine Haut.

Lisa: Deshalb habe ich schon ein anderes Oberbett und ein Kissen bekommen.

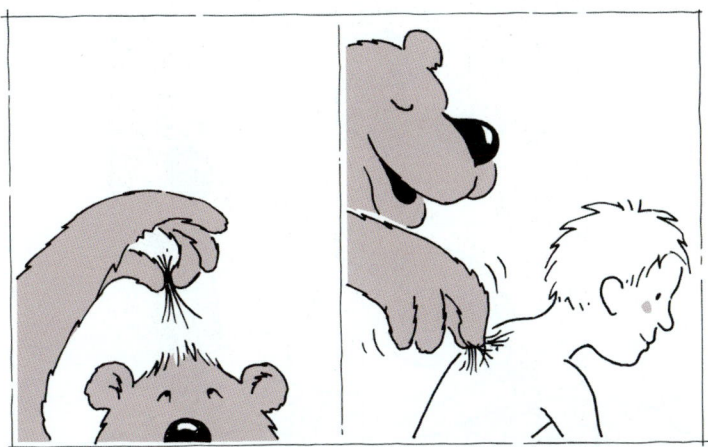

Felix: Und wie kann der Arzt eine Allergie feststellen?

Grischa: Durch die Hauttests: Zum Beispiel nimmt er ein paar Tierhaare und reibt sie einfach auf die Haut. Entweder am Unterarm oder am Rücken.

Lisa: Ja und bei Allergien kommen dann einige Quaddeln.

Grischa: Oder der Arzt macht einen Pricktest: Er ritzt die Haut ein klein wenig auf, nachdem er kleine Tropfen auf die Haut getupft hat.

Lisa: Das geht besonders gut bei Milben oder auch bei Pollen, ich habe sogar gehört auch bei Milch und anderen Lebensmitteln.

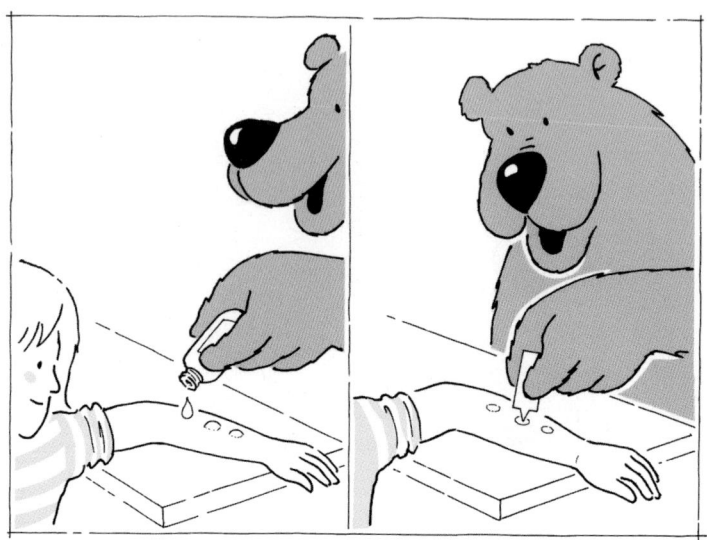

Felix: Letztens hat ein Arzt mir auch ein paar Pflaster auf den Rücken geklebt. Die mussten einen Tag lang kleben bleiben. Dann wurden sie abgerissen und noch nach zwei Tagen hat der Arzt geschaut, ob die Haut reagiert hat. Außerdem durfte ich mich an dieser Stelle nicht mal waschen.

Lisa: Na, und was ist dabei rausgekommen?

Felix: Da, wo auf dem Pflaster Ei aufgetragen war, wurde meine Haut rot und ein bisschen pickelig und juckte.

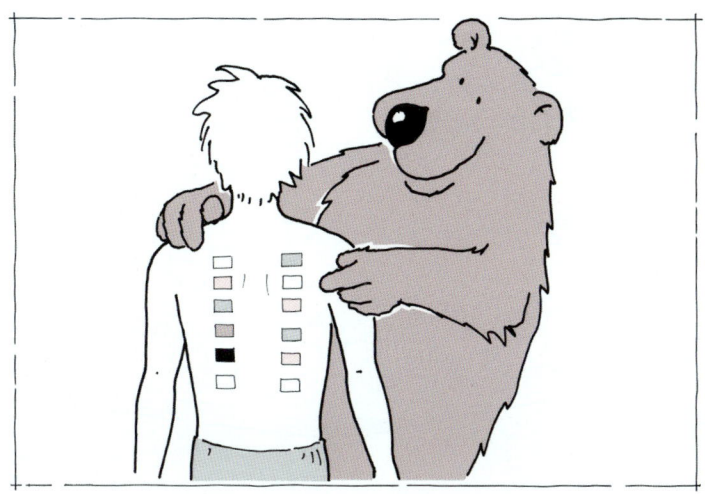

Grischa: Manchmal ist es nötig, dass der Arzt auch eine Blutentnahme machen muss. Dies hilft ihm etwas besser zu entscheiden, ob ihr eine Allergie habt oder nicht.

Lisa: Meine Mama hat gesagt, dass ich Milch nicht vertragen könnte. Besonders als Baby sei meine Haut sehr schlimm gewesen.

Grischa: Ich glaube, wir sollten mal alle Auslöser aufschreiben. Vielleicht hier in meinem Malbuch, damit wir nichts vergessen.

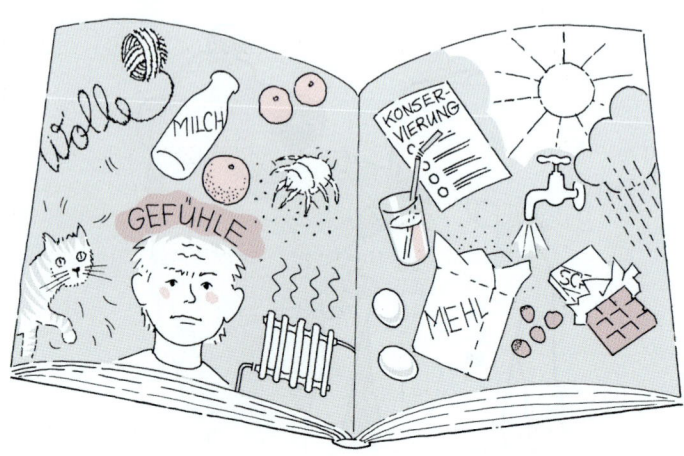

Überempfindlichkeit

von außen:	*von innen:*
Wolle	**Milch**
Synthetik	**Ei**
Tierhaare	**Soja**
Milbenstaub	**Mehl**
Jahreszeit und Wetter	**Nüsse**
Feuchte Luft	**Konservierungsstoffe**
Sonne	**Apfelsinen**
Chlorwasser	**Mandarinen**
Heizungsluft	**Limonade**
Infektionen mit	**Ärger**
Bakterien und Viren	**Kummer**
	Aufregung
	Schweiß

Felix: All diese Auslöser sollen meine Haut ärgern? Nie im Leben!

Grischa: Natürlich nicht alle und schon gar nicht auf einmal. Welche Auslöser für dich wichtig sind, musst du zusammen mit deinem Arzt feststellen. Dabei können auch deine Eltern mithelfen.

Lisa: Und wie soll das gehen?

Grischa: Wie ihr mir schon erzählt habt. Zuerst fragt euch der Arzt nach euren Erfahrungen, zum Beispiel: Wann wurde die Haut besser und wann schlechter?

Lisa: Ja, und danach hat er dann die Hauttests gemacht.

Felix: Bei mir war es aber damit noch nicht zu Ende. Dann kam erst das Schlimmste.

Lisa und Grischa: *(gleichzeitig)* Was war denn das Schlimmste, Felix?

Felix: Ich musste für zwei oder drei Wochen, genau weiß ich das nicht mehr, 'ne blöde Diät machen. Durfte keine Milch mehr trinken, kein Ei essen und Mama hat extra für mich Brot und Plätzchen backen müssen.

Lisa: Und warum war das nötig?

Felix: Weil der Arzt meinte: Hauttests allein genügen nicht, besonders nicht bei Lebensmitteln wie Milch und Ei. Viele Kinder würden zwar an der Haut oder im Blut reagieren, aber nicht, wenn sie das Zeug essen würden.

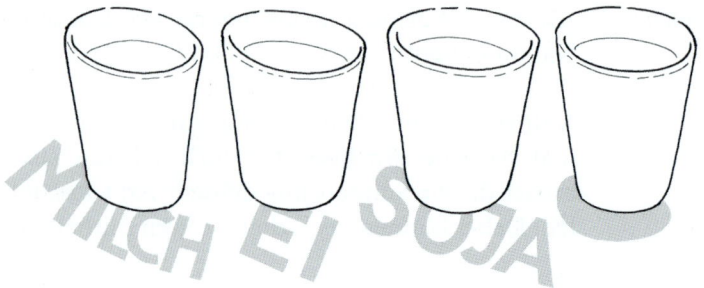

Grischa: Ja, das stimmt. Bei der Neurodermitis ist das leider so kompliziert. Nach der Diät musste deshalb Felix nacheinander Milch, Ei und Soja, versteckt in einem komischen Getränk, trinken.

Lisa: Und was ist dabei rausgekommen?

Felix: Zum Glück nicht viel! Denn obwohl ich bei Ei im Pflastertest reagiert habe, wurde meine Haut nicht schlechter, nachdem ich diesen komischen Becher, in dem Ei reingemixt worden war, getrunken habe.

Lisa: Dann kann ich ja auch wieder Milch trinken und muss nicht immer darauf achten.

Grischa: Vorsicht Lisa, mach' erst einmal solch einen Trinktest beim Arzt wie Felix. Denn manchmal reagieren Menschen mit Neurodermitis sehr stark, zum Beispiel mit Quaddeln am ganzen Körper, wenn sie nach langer Diät auf einmal wieder Milch trinken.

Felix: Ach so! Deshalb musste ich für den Test tagsüber ins Krankenhaus. Abends konnten wir dann wieder nach Hause gehen.

Grischa: Wisst ihr denn eigentlich, wie ihr selber bei euch die Verschlechterung an der Haut feststellen könnt?

Lisa: Na klar, wenn´s juckt oder ich mich im Spiegel sehe.

Felix: Oder wenn die Haut mehr rubbelig ist!

Grischa: Da habt ihr schon Recht. Aber ihr könnt das auch richtig trainieren und werdet selber euer „Hautdetektiv". Der ist dann immer auf der Hut.

Lisa: Au ja, das ist spannend, sein eigener Detektiv zu sein!

Felix: Aber worauf soll ich denn sonst noch achten?

Grischa: Ach Felix, das lernst du doch spielend! Ich zeig`s dir jetzt an verschiedenen Fotos von Neurodermitishaut, pass auf.

Denn daran müssen auch die Ärzte lernen: ob und wie stark die Haut trocken ist, wie rot sie an den entzündeten Stellen ist, ob Ihr Knötchen oder Bläschen spürt, nasse Stellen oder Krusten. Und ganz sicher seid ihr Experten für aufgekratzte Stellen und dafür, ob sich die Haut so ledrig anfühlt wie die Elefantenhaut.

Lisa: Das kann ich bestimmt, denn letztens im Zoo habe ich die Elefanten gefüttert mit einer Möhre und dabei habe ich über den Rüssel streicheln können!

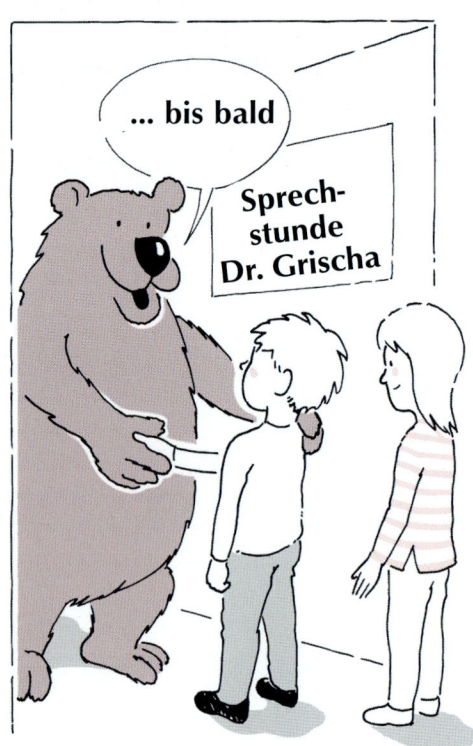

MERKBOX

Bei der Neurodermitis reagiert die Haut sehr empfindlich auf Reize, die von innen und außen kommen. Die für dich wichtigen Auslöser kannst du nach dieser Merkbox extra anstreichen.

Der Arzt kann bestimmte Auslöser mit folgenden Methoden feststellen: dem Reibetest, dem Pflastertest, dem Pricktest, manchmal ist auch eine Blutentnahme nötig. Du solltest aber auf jeden Fall wissen, dass diese Tests nie hundertprozentig gültig sind. Besonders bei Lebensmitteln und zur Planung einer sinnvollen Diät muss der Arzt noch den Trinktest durchführen. Erst wenn dadurch die Haut sich verschlechtert, ist der Beweis erbracht, dass du dieses Lebensmittel nicht verträgst. Nur dann brauchst du wirklich eine Diät!

Deshalb ist eine gute Beobachtung deiner Haut wichtig, wobei dir deine Eltern sicher helfen. Du kannst das mit dem **Hautdetektiv** lernen, der dir sagt, wie intensiv deine Haut entzündet ist. Natürlich brauchst du zu Beginn ein Training; dies wird bei Neurodermitisschulungen angeboten.

Adressen gibt es bei der Arbeitsgemeinschaft Neurodermitisschulung (AGNES), siehe im Buchanhang!

Was verschlimmert meine Neurodermitis?
Was habe ich festgestellt, was wurde getestet:

Staub/Hausstaub-milbe:	☐	Pollen/Gräser:	☐
Tierhaare: Welche?	☐	Wolle:	☐
Milch:	☐	Ei:	☐
Süßigkeiten/Zucker:	☐	Soja:	☐
Farbstoffe:	☐	Konservierungs-stoffe:	☐
Obst: Welches?	☐	Gemüse: Welches?	☐
Sonne/Wärme:	☐	Wasser:	☐
Schwitzen:	☐	Klimawechsel:	☐
Freude:	☐	Aufregung/Hektik/Streß:	☐
Angst:	☐	Trauer:	☐
Wut/Ärger:	☐		☐

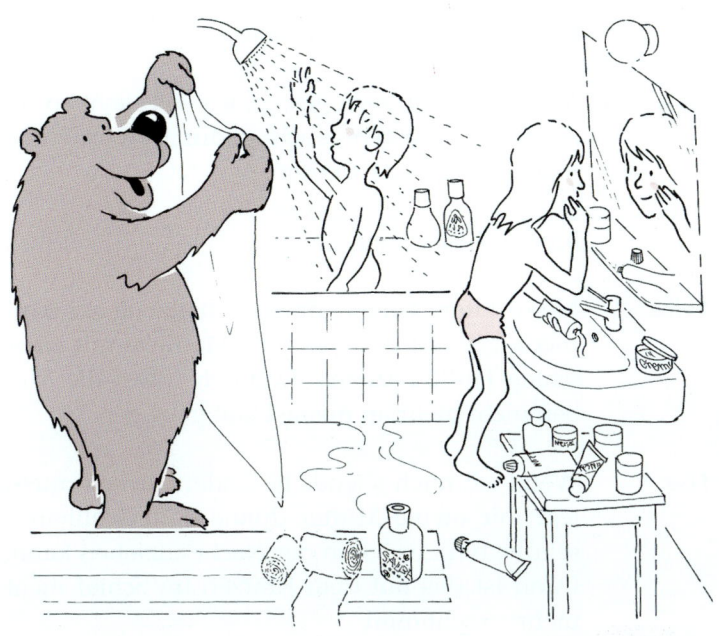

Was solltest du über den Stufenplan deiner Hautpflege wissen? Und wie kannst du deine Neurodermitis dann behandeln?

Felix: Jetzt haben wir schon so viel gelernt, aber was ich gegen meine Neurodermitis machen soll, weiß ich immer noch nicht.

Grischa: Denk' doch mal nach, Felix. Wir haben doch über die Auslöser gesprochen. Die Behandlung fängt damit an, dass du deine Auslöser meidest.

Lisa: Meinst du, wir sollen mit der Kleidung aufpassen, zum Beispiel keine Wollsachen mehr anziehen?

Felix: Und nicht so viel Limonade trinken, weil die Haut dann mehr juckt?

65

Grischa: Das sind alles tolle Beispiele!

Lisa: Mein Arzt hat auch gesagt, ich soll nicht so oft Süßigkeiten essen, auch dadurch würde die Haut sehr gereizt werden.

Grischa: Stimmt haargenau!

Felix: Meine Eltern haben mir neues Bettzeug aus Synthetik gekauft und auch die Matratze mit einer neuen Hülle bezogen. Dadurch sollen die Milben nicht mehr an meine Haut gelangen.

Lisa: Wenn ich mich abends besonders jucken muss, legt mir meine Mutter dünne Baumwollhandschuhe hin, die ich in der Nacht anziehen kann. Dann ist das mit dem Kratzen im Schlaf nicht mehr so schlimm!

Grischa: Da haben sich eure Eltern ja einiges einfallen lassen. Ich finde das toll und richtig. Übrigens gibt es seit kurzem spezielle Schlafanzüge aus weichen Sportsynthetik oder Seide, die sich an die Haut ankuscheln und in denen ihr während der Nacht nicht schwitzt. Und falls ihr kratzen solltet, Handschuhe sind auch mit dabei.

Felix: Das ist ja obercool, muss ich sofort meinen Eltern erzählen. Vielleicht kaufen sie mir ja einen.

Lisa: Seitdem ich das mit den Tieren weiß, ich meine seit dem „Pricktest" oder so, darf unsere Katze auch nicht mehr in unserer Wohnung sein.

Grischa: Da warst du bestimmt ganz schön traurig?

Lisa: Stimmt, traurig und auch wütend auf meine blöde Haut, auf die ich immer aufpassen muss.

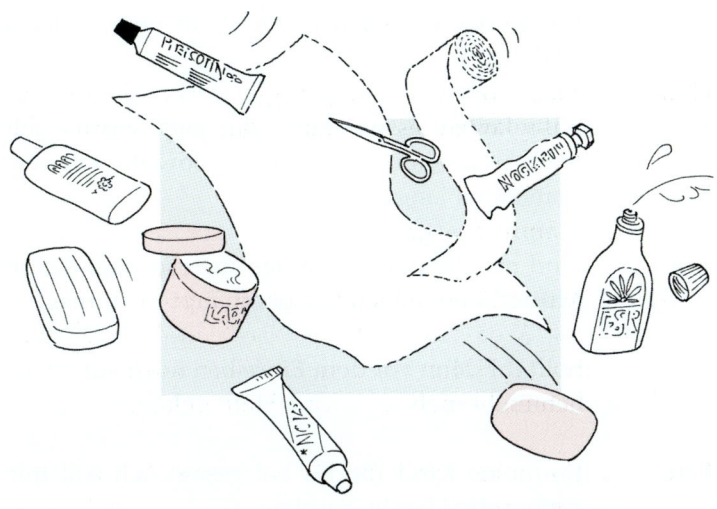

Felix: Echt prima ist, dass ich nicht mehr auf Ei verzichten muss. Das hat ja auch der letzte Trinktest gezeigt.

Grischa: Das ist auch gut so. Diäten sind nur dann nötig, wenn der Arzt und eure Eltern sicher sind, dass eure Haut bei bestimmten Lebensmitteln reagiert.

Felix: Trotzdem hat meine Mutter gesagt, dass ich jeden Tag meine Haut pflegen muss. Sie hat von einer Basispflege oder so ähnlich gesprochen.

Grischa: Genau richtig, es gibt nämlich einen „Stufenplan der Behandlung". Ihr könnt euch das merken wie bei einer Ampel. Grün gilt immer, ist also die Basis. Gelb heißt: Achtung, aufgepasst, die Haut wird schlechter. Rot heißt Alarm! Jetzt müsst ihr genau darauf achten, was der dolle entzündeten Haut gut tut.

Felix: *(etwas genervt)* Aber bitte nicht jetzt, wo ich mich mal endlich wieder wohl in meiner Haut fühle!

Grischa: Okay, das besprechen wir dann eine anderes Mal.

Lisa: Also wenn es der Haut gut geht, nehme ich auch Salben oder Cremes, obwohl ich das manchmal langweilig finde.

Felix: Und mit dem Baden ist das auch so, sagt meine Mutter, obwohl ich das überhaupt nicht mag.

Grischa: Sollt ihr denn vor dem Einreiben noch auf etwas achten?

Felix: Ja, meine Kinderärztin hat gesagt, ich soll mir vorher die Hände waschen.

Lisa: Und trotzdem nicht damit in den Salbentopf fassen, sondern einen Spatel oder den Griff von einem Löffel nehmen und die Salbe da rausholen.

Grischa: Ihr seid zwei tolle Experten! Und wie wisst ihr, welche Salbe euch hilft?

Lisa: Wir haben vom Arzt zwei verschiedene Salben bekommen, zum Ausprobieren: Ich sollte eine Woche lang jede Salbe für eine Körperseite benutzen. Meine Mutter hat dann aufgeschrieben, wie sie geholfen hat.

Felix: Bei mir war das so ähnlich: Nacheinander habe ich mehrere Salben probiert, auch einmal so eine Flüssigkeit, Balsam oder so ähnlich. Das ist mir gut bekommen.

Grischa: Ihr seid ja richtige Experten geworden. Bei den Salben muss man nämlich ausprobieren, welche helfen. Jedes Kind mit Neurodermitis reagiert unterschiedlich darauf. Ihr wisst, das ist wichtig, damit euer Hauthaus heil bleibt.

Lisa: Du hast Recht, eine Creme von Felix, die ich mal genommen habe, hat bei mir teuflisch gebrannt.

Felix: Und ich hab' nix gemerkt. Im Gegenteil, meine Haut hat nicht mehr gespannt.

Grischa: So geht das auch mit dem Öl oder den Pulvern, die man ins Badewasser schütten kann. Manche Kinder vertragen Öl besser als zum Beispiel das salzhaltige Wasser. Andere wiederum kommen mit der weißen Tonerde besser zurecht als mit einem Ölbad.

Lisa: Mensch, Grischa, mir fällt noch ein: Meine Mutter hat mir noch eine Extraseife gekauft, die soll meine Haut nicht so angreifen.

Grischa: Du meinst die Extraseifen für Neurodermitis. Richtig, sie lassen die Isolierschicht der Haut in Ruhe, und die Dachziegel bleiben liegen.

Felix: Das ist wichtig, weil unsere Haut sowieso so wenig Fett hat.

Grischa: Hat Euch der Arzt denn auch gesagt, wie oft ihr euch eincremen sollt?

Lisa: Meist morgens und abends und vor und nach dem Schwimmengehen. Kann aber auch zwischendurch sein.

Felix: Schwimmengehen? Ich denke, das wäre verboten, im Hallenbad mit dem Chlor?

Lisa: Nix da, Wasser ist gut für die Haut, und durch das Eincremen vorher brennt das Chlorwasser weniger.

Felix: Mein Vater sagt, ich soll beim Duschen mal kaltes und mal warmes Wasser nehmen. Dadurch würde meine Heizungsanlage in der Haut trainiert werden. Besonders wichtig sei dies nach dem Schwimmen.

Grischa: Und, fällt dir das schwer, Felix?

Felix: Zu Beginn ja, aber jetzt merke ich, dass meine Haut anschließend elastischer ist.

Grischa: Wisst ihr eigentlich, dass ihr auch in der Sauna eure Haut trainieren könnt?

Lisa: Nö, hab' ich noch nicht probiert.

Grischa: Versucht es mal, ich bin sicher, es hilft. Macht aber keine Aufgüsse!

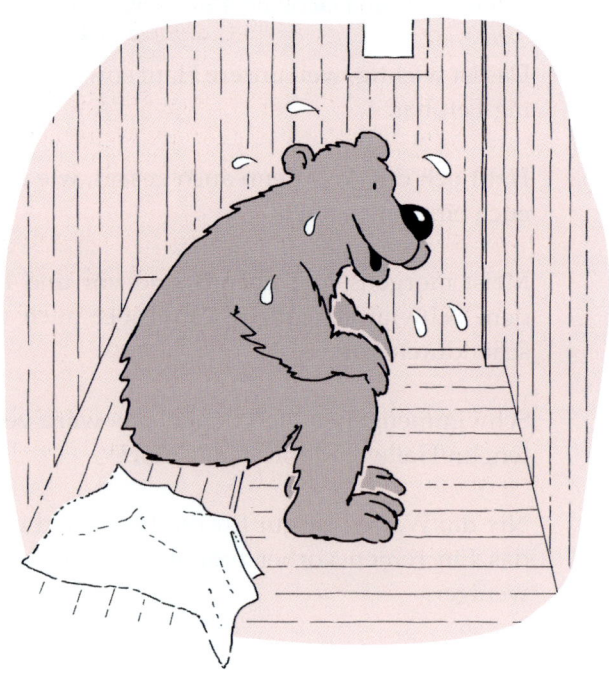

Felix: Du Grischa, neulich hab' ich gehört, der Till geht nach dem Schwimmengehen immer unter eine blaue Lampe. Er lässt sich dann von vorne und hinten bescheinen wie von der Sonne. Stimmt das wirklich?

Grischa: Stimmt, aber das dürfen Kinder – wenn überhaupt – erst, wenn sie älter als 12 Jahre sind. Der Till benutzt das ultraviolette A-Licht. Bei manchen Kindern hilft das, aber leider längst nicht bei allen. Man muss gut aufpassen, denn man darf nur höchstens zehn Minuten unter der Lampe bleiben, sonst bekommt ihr nämlich einen schrecklichen Sonnenbrand, wodurch euer Hauthaus kaputtgeht.

Felix: Wie letztes Jahr an der Nordsee!

Lisa: Und wenn man damit anfängt, muss man mit einer Minute starten und jeden Tag eine Minute länger drunter liegen, hat meine Mutter gesagt.

Grischa: Gut, dass deine Mutter so vorsichtig ist. Mir fällt da gerade ein: Macht ihr eigentlich immer beim Turnen und Sport in der Schule mit?

Felix: Na klar, ich bin mit bei den Besten. Aber manchmal tun meine Kniekehlen scheußlich weh, wenn ich schwitze. Und dann fängt es auch wieder an zu jucken.

Lisa: Kenn' ich auch! Dann dusch' ich kurz nach dem Sport mit kaltem Wasser, vor allen Dingen da, wo meine Neurodermitis ist.

Grischa: Wenn das mit dem Duschen nicht klappt, könnt ihr auch feuchte und kalte Waschlappen nehmen. Wichtig ist nur, dass ihr genauso wie die anderen Kinder rumtobt und eure Muskeln und die Haut trainiert.

Felix: Finde ich auch, ich hab' sowieso keine Lust, dauernd auf meine Haut Rücksicht zu nehmen.

Lisa: Eins muss ich dich aber noch fragen, Grischa. Kennst du auch diese komischen Kapseln, mit dem Gelee drin, die gegen Neurodermitis helfen sollen? Die schmecken nicht so dolle.

Grischa: Du meinst die Kapseln, wo ein Öl drin ist von der Blume, die Nachtkerze heißt. Oder es stammt von einem Kraut, das Borretsch genannt wird. Diese Dinge kenne ich. Sie helfen, wenn sie regelmäßig jeden Tag und über Monate eingenommen werden. Klappt aber nur bei der Hälfte aller Kinder!

Felix: Aber man kann es ja mal versuchen. Mir würde es schon reichen, wenn davon mein Juckreiz weniger würde.

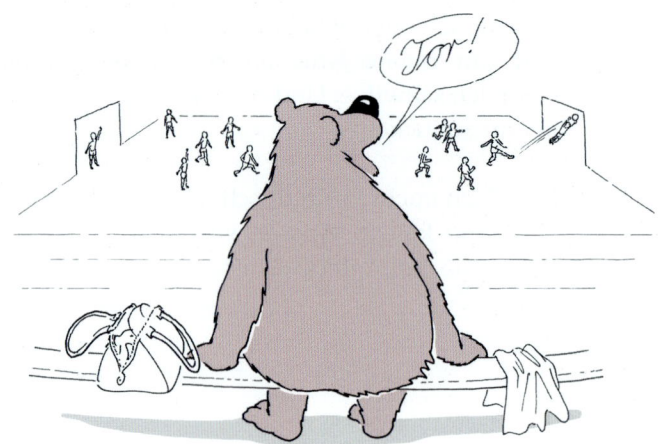

MERKBOX

Die Behandlung der Neurodermitis ist wie ein Stufenplan aufgebaut, der den Farben der Verkehrsampel entspricht.

Grün ist die Basispflege oder auch Stufe 1, die immer erfolgen sollte, auch wenn es der Haut gut geht.

Gelb oder Stufe 2 heißt Achtung, Deine Haut wird schlechter und **Rot** oder Stufe 3 heißt Alarm, Deine Haut ist sehr entzündet. Gelb und Rot werden im nächsten Kapitel besprochen.

Zur Basispflege der Stufe 1 und damit zur Farbe grün gehören:

- Meide Hautreize soweit wie möglich, z.B. Wolle, Tierhaare, manches Synthetikmaterial und Milben.
- Achte auf ein gut gemischtes Essen mit Obst und Gemüse, jedoch nicht zu viel Apfelsinen oder Zitronenlimonade und nur selten Süßigkeiten.
- Eine Diät ist nur erforderlich, wenn durch so genannte Trinktests belegt ist, dass Milch oder Ei oder andere Lebensmittel deine Haut verschlechtern.
- Versuche den Juckreiz zu mindern, siehe dazu ab Seite 81. Lerne dich zu entspannen. Auch dazu findest du Genaueres auf Seite 86.
- Wärme kann deiner Haut schaden und den Juckreiz vermehren. Achte deshalb auf eine eher kühle Raumtemperatur mit maximal 20 °C. Beim Schlafen sollte es noch kühler sein.
- Probiere verschiedene Salben aus, die deiner Haut gut tun. Es gibt sehr viele Salben, die der Arzt verschreiben kann oder die auch gemischt werden können.
- Protokolliere den Erfolg der Salbe, siehe Seite 95 (Überschrift: Mein Stufenplan). Gib nicht zu früh auf, manchmal kannst du erst nach einer Woche entscheiden, ob die Salbe wirkt.
- Wechsle die guten Salben alle paar Monate ab, dann gewöhnt sich deine Haut nicht daran.
- Das Gleiche gilt natürlich auch für die Badezusätze.
- Denke beim Duschen an den Wechsel von kalt und warm. Das Badewasser sollte nicht wärmer als 35°C sein. Gut ist auch die Sauna ohne Aufgüsse.
- Gehe schwimmen und treibe Sport. Vergiss nicht, die Haut vorher und nachher zu pflegen.
- Eventuell kannst du auch die UVA-Bestrahlung versuchen – aber erst ab einem Alter von 12 Jahren. Diese Therapie macht man aber nur in Ausnahmefällen. Du solltest das zusammen mit deinem Arzt entscheiden?

Was kannst du bei einer Hautverschlechterung tun, wenn ...

... im Stufenplan die Farbe gelb angezeigt ist?

Lisa: Au verflixt! Seit gestern ist mein rechter Arm wieder ganz doll entzündet.

Felix: Wie sieht er denn aus?

Lisa: Ach du weißt schon, Bläschen, dazwischen kleine Geschwüre vom Kratzen und Krusten überall.

Grischa: Hast du schon einmal Kochsalzumschläge probiert, Lisa?

Felix: Streust du das Salz auf ein Handtuch und legst es auf die Haut, Grischa?

Grischa: Nein, man löst Salz im Wasser, so wie das Salzwasser aus dem Meer. Dahinein tauchst du ein Tuch und legst das anschließend auf deine Haut.

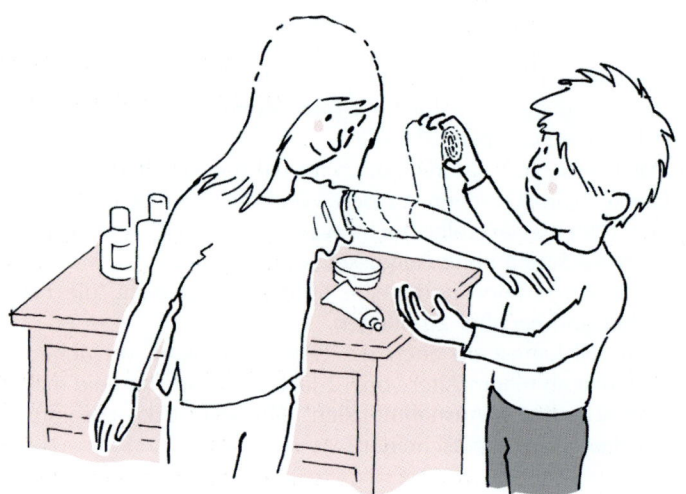

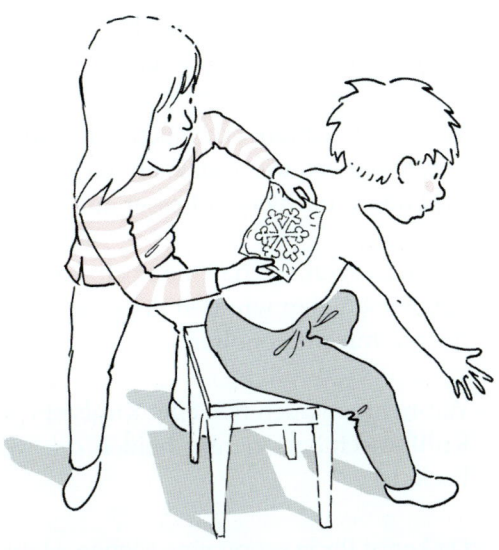

Lisa: *(vorwurfsvoll)* Du spinnst wohl, Grischa, das brennt doch wie Feuer!

Grischa: Nicht wenn du vorher deine Haut dünn mit Salbe einreibst, und man nimmt nur einen Teelöffel Salz für einen Liter Wasser. Die kalten Kochsalzumschläge kannst du dann für eine halbe Stunde auflegen und die Haut danach noch einmal dünn eincremen. Du wirst sehen: Der Juckreiz wird weniger und die Haut elastischer, weil sie feuchter ist und die Salbe gut in sie einzieht.

Felix: Komm, Lisa, lass uns das mal versuchen.

Lisa: *(mürrisch)* Aber nur, wenn ihr mir hinterher die Haut verbindet, dass ich da nicht so rankomme, wegen dem Kratzen und so.

Felix: *(aufmunternd)* Na klar, abgemacht, Verbände kenn ich. Meine Mutter macht mir nachts auch Verbände, wegen dem Kratzen und so. Manchmal nimmt sie auch Schwarzteewickel, die machen die feuchten Hautstellen trocken und die Salben können besser wirken!

Grischa: Vielleicht sollten wir auch eine andere Salbe ausprobieren, die die Wunden besser abdeckt und das Wundwasser besser aufnimmt.

Lisa: Meinetwegen, ich hab' da noch eine Paste – ähnlich wie bei den wunden Popos von den Babys – die hat mir oft geholfen.

Felix: Wir nehmen auch mal eine Kühlsalbe oder diese Kühlumschläge, richtig heißen die wohl Cold-Packs.

Grischa: Da kennt ihr ja schon eine Menge. Habt ihr denn schon mal was von fett-feuchten Verbänden gehört?

Lisa: Verbände kenne ich, aber wieso denn fett und feucht?

Grischa: Da taucht man einen Schlauchverband in lauwarmes Leitungswasser und zieht ihn über die betroffene Haut, die man vorher eingecremt hat. Dann stülpt man einen trockenen Schlauchverband darüber. Jetzt kann man ganz normale Kleidung darüber ziehen.

Felix: Jetzt versteh´ ich, was mit fett und feucht gemeint ist: Der Schlauchverband ist feucht und die Creme fett. Da bekommt die Haut gleich beides von außen, was ihr fehlt.

... im Stufenplan die Farbe rot angezeigt ist?

Felix: Wenn meine Haut ganz doll entzündet ist, nimmt meine Mama manchmal eine Extra-Kortisonsalbe. Die hilft dann unheimlich gut.

Grischa: Das stimmt, wenn sich die Haut plötzlich verschlechtert, hilft das Medikament Cortison. Es kämpft gegen die Entzündung in der Lederhaut an. Erinnert euch an die Bilder mit den Pusteln, Bläschen und Hautknötchen. Aber ihr müsst wissen, dass auch Cortison die Neurodermitis nicht heilen kann. Deshalb solltet ihr es nur für fünf bis sieben Tage morgens und abends dünn auftragen. Und natürlich weiter die andere Hautpflege machen.

Felix: Manchmal bekomme ich gegen den blöden Juckreiz auch Tropfen.

Grischa: Das ist gut so, du meinst sicher die juckreizstillenden Tropfen, die Antihistaminika. Die sind besonders gut am Abend, da sie oft müde machen. Aus diesem Grunde solltet ihr sie auch nicht dauernd einnehmen.

Felix: Auf meine klebrigen Hautstellen hat mein Vater auch schon mal eine rote Lösung aufgetragen; die hat gut getan, denn die Entzündung ging zurück.

Grischa: Das war bestimmt der Farbstoff Eosin, der ist wirklich prima, denn er brennt auch nicht!

Lisa: Ich glaube, im letzten Jahr hatte ich ein paar von den eitrigen Pusteln. Die haben wir mit einer Salbe gegen die Bakterien eingerieben.

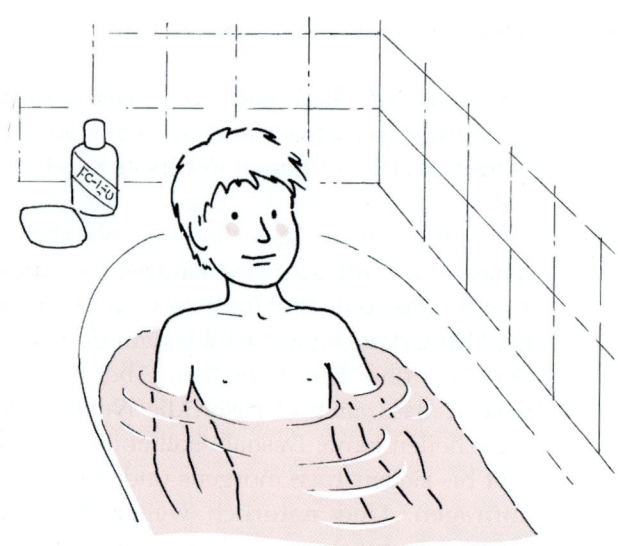

Felix: Das habe ich auch schon ausprobiert, als es mir vor einem Jahr ganz übel ging. Hab ich euch das schon erzählt?

Grischa und Lisa schütteln den Kopf.

Felix: Also, es fing an mit ein paar eitrigen Pusteln in der Kniekehle. Die hab ich dann trotz der Salbe weggekratzt. Und einige Tage später war ich fast von Kopf bis Fuß mit diesen Eiterbläschen bedeckt.

Lisa: Hat deine Hautabwehr nicht mehr geklappt? Was habt ihr dann gemacht?

Felix: Es war ganz schrecklich: Ich musste jeden Tag in die Wanne, da kam ein buntes Zeug rein.

Grischa: Du meinst vielleicht Kamille?

Felix: Ich musste außerdem einen Saft trinken.

Grischa: Bestimmt ein Antibiotikum, damit die üblen Einbrecher in der verletzten Haut schneller ab-getötet werden. Dieses Medikament hilft den Fresszellen, besser zu arbeiten.

Felix: *(nickt)* Und ich bekam spezielle Salben. Alles zu-sammen hat dann aber gut geholfen. Nach eini-gen Tagen war die Haut fast wieder heil.

Grischa: Das habt ihr gut in den Griff bekommen. Wich-tig ist: Bei solchen Entzündungen hilft es nicht, wenn ihr nur ein bisschen mehr badet oder euch eincremt. Ihr müsst dann mit vereinten Kräften und Medikamenten an die Entzündung ran!

Lisa: Nur gut, dass das so selten vorkommt. Aber wie ist das dann eigentlich mit Schwimmen und Sauna, Grischa?

Grischa: Unbedingt Pause machen. Und wenn die Haut wieder heil ist, beim Sport zuerst die Gelenke massieren und ein bisschen Gymnastik machen. Das hilft dann, die gespannte Haut zu lockern.

MERKBOX

Bei einer Hautverschlechterung und der Farbe **gelb oder rot im Stufenplan** solltest du mithilfe deiner Eltern und deinem Arzt nacheinander verschiedene Behandlungen versuchen:

- An den nicht entzündeten Stellen die Basispflege der grünen Stufe 1 fortführen.
- Die Haut kühlen und feuchthalten, z.B. durch Kochsalz- oder Schwarzteewickel. Vorher und nachher aber nicht vergessen, die Haut dünn einzucremen.
- Andere Salben und Pasten benutzen, die bei den Entzündungen besser helfen.
- Eventuell die entzündete Haut zusätzlich verbinden, mit dem Farbstoff Eosin pinseln und Handschuhe aus Baumwolle anziehen.
- Falls diese Tipps nicht helfen, für 5-7 Tage eine Cortisonsalbe auftragen und die sonstige Hautpflege fortführen. Die Kortisonsalben solltest du nicht häufig benutzen.
- Gegen den schlimmen Juckreiz helfen dir auch die Tropfen, Antihistaminika genannt. Frage deinen Arzt danach.
- Falls du oder deine Eltern eitrige Pusteln an der Haut bemerken, kannst du eine antibiotikumhaltige Salbe und Baden in Kamille oder Eosinpinselung versuchen. Werden die Pusteln trotzdem mehr, solltest du einen antibiotischen Saft einnehmen. Der soll auch verhindern, dass sich die ganze Haut entzündet.
- Ganz wichtig ist auch die Entspannung (siehe Seite 86).
- Bei Hautverschlechterung Vorsicht bei Sport, vorübergehend kein Schwimmen oder Sauna.

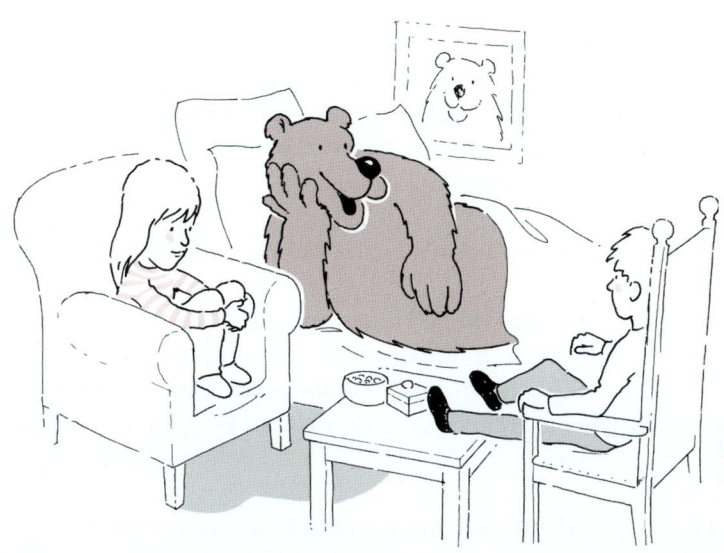

Wie kannst du mit Juckreiz und Kratzen umgehen?

Lisa: *(zu Felix)* Deine Haut sieht heute aber ziemlich rot aus.

Felix: Ach, gestern war ich bei Jörg und habe mit seinem Hund getobt. Aber schon nach einer halben Stunde fing es erst in meinem Gesicht und dann am ganzen Körper fürchterlich an zu jucken. Ich musste einfach kratzen, bis es blutete.

Lisa: Das kenn ich. Manchmal juckt es so doll, dass ich an nichts anderes mehr denken kann und kratze. Dann bin ich völlig genervt, wenn meine Eltern auch noch Kommentare dazu abgeben.

Grischa: Das kann ich gut verstehen, aber das Kratzen schadet dir und deiner Haut trotzdem.

Felix: Aber was kann ich denn sonst tun, wenn es juckt?

81

Grischa:	Moment mal. Ihr wisst doch, dass Juckreiz das Alarmsignal ist, das störende oder schädliche Einflüsse auf der Haut an das Gehirn meldet. Das Gehirn, die Alarmzentrale, gibt dann immer den Befehl zu kratzen.
Felix:	Dann ist es also ganz richtig, dass ich kratze.
Grischa:	Ja, aber deine Haut wird dabei verletzt, weil sie sehr empfindlich ist. Wenn dann auch noch Schorf auf den Wunden sitzt, melden die Tastkörperchen Großalarm, und es geht von vorne los.
Lisa:	Aber was kann ich statt Kratzen machen?
Grischa:	Du musst die Tastkörperchen und dein Gehirn überlisten.
Felix:	Meinst du austricksen?
Grischa:	Genau, ihr müsst haarscharf beobachten, woher der Juckreiz kommt. Was war vor dem Juckreiz bei dir, Felix?
Felix:	Du meinst gestern mit dem Hund?
Grischa:	So ist es. Was bei dir beim Juckreiz hilft, hängt davon ab, wodurch er entstanden ist. Am besten gehst du allem aus dem Weg, was bei dir zu Juckreizen führt.
Felix:	Und was kann ich machen, wenn mir zu warm wird?
Grischa:	Auch da gibt es Tricks, um so ein dickes Fell zu bekommen, wie ich es habe.
Lisa:	Nun rück' schon raus damit!

Grischa: Manchmal hilft lüften, dünnere Kleidung anziehen, in ein kühleres Zimmer gehen.

Lisa: Stimmt, draußen juckt es mich fast nie, wenn es kalt ist, wie kommt das?

Grischa: Die Alarmanlagen in der Haut können auch durch zu viel Wärme gereizt werden. Es entsteht Juckreiz. Durch einen Eisbeutel, einen Ventilator oder ein nasses, kaltes Tuch kannst du die Haut abkühlen. Die Alarmanlagen werden dann beruhigt.

Felix: Wenn ich mit den anderen Fußball spiele, dusch' ich mich hinterher immer und zum Schluss ganz kalt. Das ist richtig klasse.

Lisa: Das hättest du auch gestern nach dem Hund tun können.

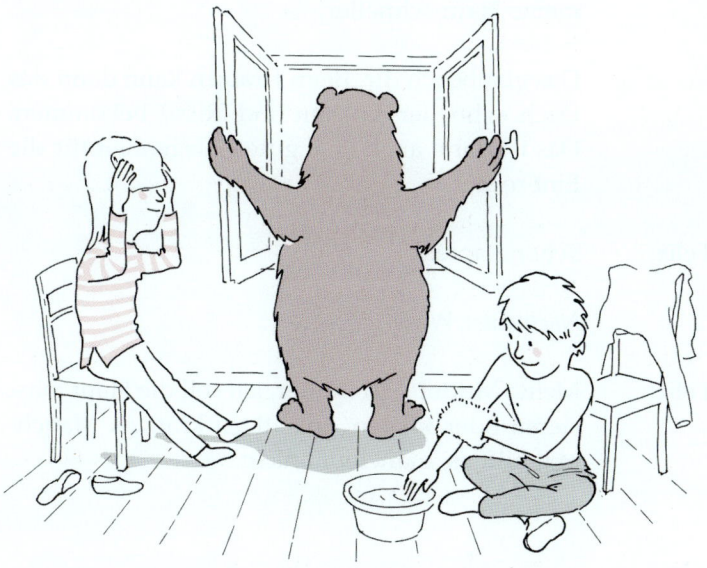

Grischa: Klar, dann ist deine Haut wieder frei von Staub und Schweiß. Wenn du nicht zu warm duschst, ist sie auch wieder abgekühlt.

Felix: Ja, aber wieso soll ich mich danach immer eincremen?

Grischa: Die Schutzschicht, die aus dem Schweiß und Hautfett gebildet wird und das Dach deiner Hauthäuser isoliert, wird teilweise mit abgewaschen und dadurch dünner.

Lisa: Die Haut fühlt sich dann trocken an und spannt!

Grischa: Genau, deine Haut ist nicht mehr so gut isoliert.

Felix: Dann dichte ich beim Eincremen meine Hautdächer wieder ab?

Grischa: Ja, und hältst sie damit elastisch und beweglich.

Lisa: Wenn ich das Eincremen mal vergesse, juckt meine Haut schneller.

Grischa: Das glaube ich dir. Beim Kratzen kann dann das Dach schneller Löcher und Risse bekommen. Das ist dann auch eine gute Gelegenheit für die Einbrecher.

Felix: Schon kapiert.

Nach einer Weile.

Felix: Meine Mutter sagt immer, ich soll die Haut massieren oder kneten, anstatt zu kratzen. Manchmal hilft es, manchmal nicht.

Grischa: So ist es mit allen Tricks. Jeder Trick hilft nur in bestimmten Situationen. Du musst wie ein Hautdedektiv die Spur zum Anfang zurückverfolgen, damit du weißt, was dir am besten hilft.

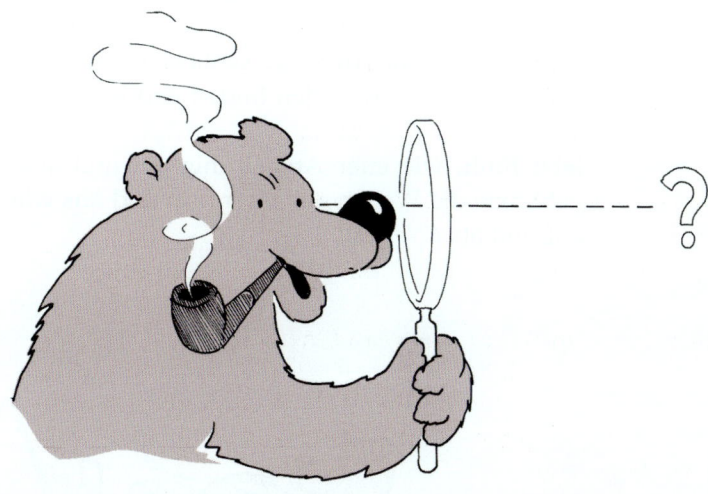

Lisa: Mein Vater sagt immer, „nur die Ruhe bewahren, nicht aufregen". Aber das ist ganz schön schwer, vor allem vor Klassenarbeiten.

Grischa: Das kann ich mir vorstellen, aber Ruhigwerden kann man auch lernen. Ruhigwerden macht die Haut dicker, wie bei meinem Fell.

Felix: Oh nein, nicht auch das noch.

Grischa: *(zu Felix)* Wie ist das denn bei dir, wenn du dich ganz doll ärgerst oder Angst vor etwas hast?

Felix: Dann werde ich ganz zappelig, oft fang' ich dann auch vor Aufregung an, mich zu kratzen.

Grischa: Dafür weiß ich auch einen Trick. Den können wir zusammen ausprobieren.

Lisa und Felix sehen sich an und sagen: Ja los, den Trick musst du uns zeigen.

Grischa: Legt euch beide einmal ruhig auf den Rücken. *(Wartet)* Jetzt legt die Arme neben den Körper und versucht, die Augen zu schließen. Spürt einmal, wo euer Körper den Boden berührt. *(Wartet)*
Jetzt fühlt, wie euer Atem ruhig ein und ausgeht, wie die Wellen am Meer. Ein und aus wie auf und ab. *(Wartet)*

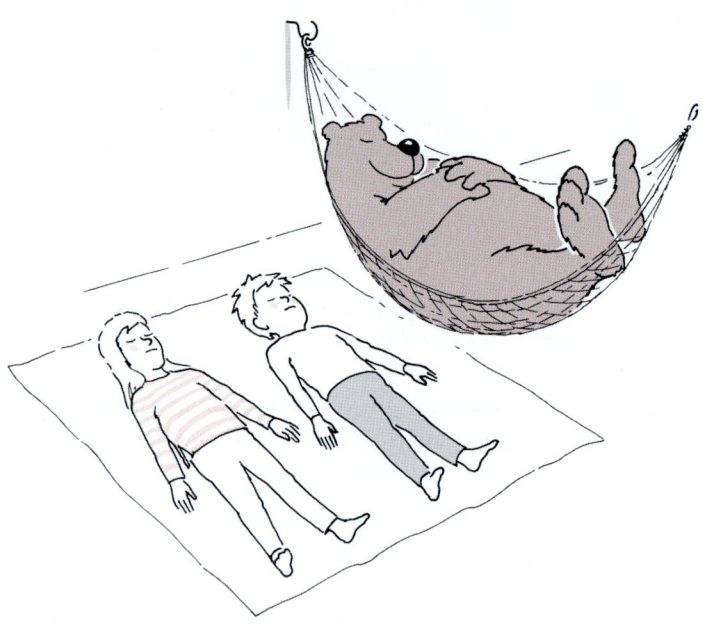

Grischa: Nun streckt eure Zehen hoch, drückt die Beine, Po und Rücken fest auf den Boden, ballt die Hände zu Fäusten, drückt die Arme auf den Boden, kneift eure Augen zusammen und verzieht fest das Gesicht. Alles zusammen ganz fest, nicht locker lassen. Ganz fest anspannen und noch ein bisschen mehr.

Jetzt alles loslassen und tief ausatmen. Lasst noch einen Moment die Augen zu. Fühlt den Unterschied zwischen Anspannen und Entspannen.

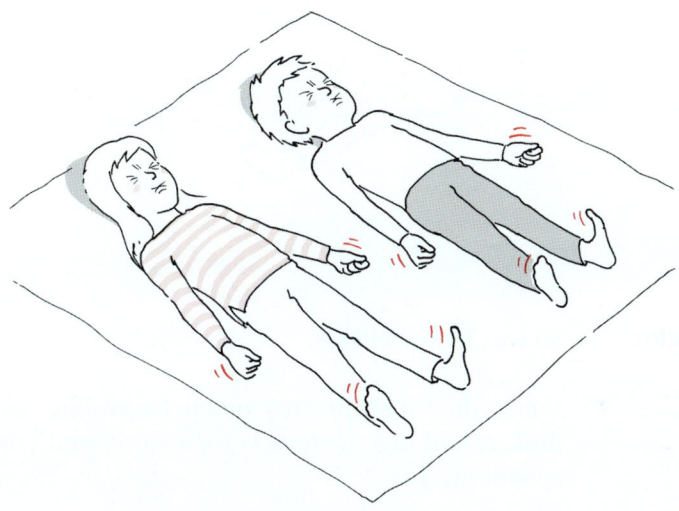

Lisa: Puh, das fühlt sich gut an. Ich fühle mich in meiner Haut jetzt viel wohler.

Felix: Das war ganz schön schwer, alle Muskeln gleichzeitig anspannen.

Grischa: Wenn ich mich doll aufrege oder viel Hektik habe, ist mein ganzer Körper und auch mein dickes Fell angespannt. Um alles wieder zu lockern und ruhiger zu werden, mache ich diese Entspannungsübungen.

Lisa: Meinst Du richtig mit Hinlegen, Ruhigsein und so weiter?

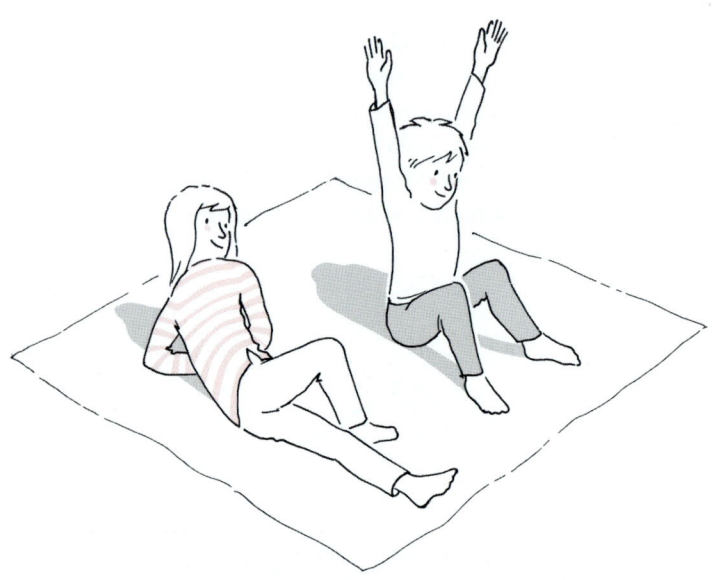

Felix: So was Langweiliges.

Grischa: Wenn du Muskeln anspannen langweilig findest, erzähl uns doch, was dich ruhig und entspannt macht.

Felix: Ich leg mich aufs Bett und träume so in den Tag. Manchmal höre ich auch Musik, die nicht ganz so fetzig ist.

Lisa: Meine Mutter massiert mir manchmal abends mit Massageöl den Rücken, das ist toll! Danach sind meine Muskeln ganz locker und ich kann super gut einschlafen.

Felix: Manchmal höre ich eine Kassette mit Fantasiegeschichten, bei denen ich mich herrlich entspannen kann. Wenn ich das vorm Einschlafen mache, wache ich nicht so oft vom Juckreiz auf. Meistens höre ich sie nicht einmal ganz zu Ende, weil ich vorher eingeschlafen bin.

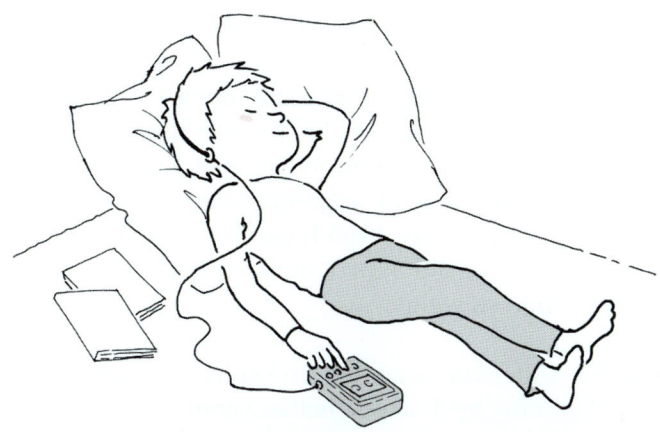

Grischa: Na, da habt ihr doch schon einige Entspannungsübungen. Es gibt nicht nur eine einzige Entspannungsmethode für alle Menschen. Jeder muss für sich ausprobieren, was ihm gut tut und wobei er sich am besten entspannen kann. Du kannst dir bei den Übungen auch noch vorstellen, wie deine Hände ganz ruhig werden.

Lisa: Siehst du Felix, es ist gar nicht langweilig!

Felix: Aber warum ist es denn eigentlich wichtig, sich zu entspannen?

Grischa: Wenn du Stress hast, aufgeregt bist, Ärger hast, wird der ganze Körper in Alarmbereitschaft versetzt und alle Motoren laufen auf Hochtouren. Diese Fähigkeit ist für uns sehr wichtig. Damit wir blitzschnell bei Gefahren wegrennen oder uns wehren können.

Felix: Ich verstehe. Wenn ein Auto kommt und ich flitzeflink von der Straße renne.

Grischa: Ja. Aber der Körper muss hinterher wieder ruhig werden und sich erholen.

Lisa: So ähnlich wie beim Gasgeben und Bremsen?

Grischa: Genau. Damit wir nicht nervös und zappelig werden, braucht der Körper regelmäßig Ruhe und Entspannung. Wenn euer Körper unter der Haut dauernd angespannt ist, juckt die Haut viel schneller. Vom Juckreiz werdet ihr noch unruhiger, ihr kratzt immer öfter und so weiter und so weiter.

Felix: Alles klar, jetzt hab ich kapiert, warum Entspannung bei Juckreiz helfen kann.

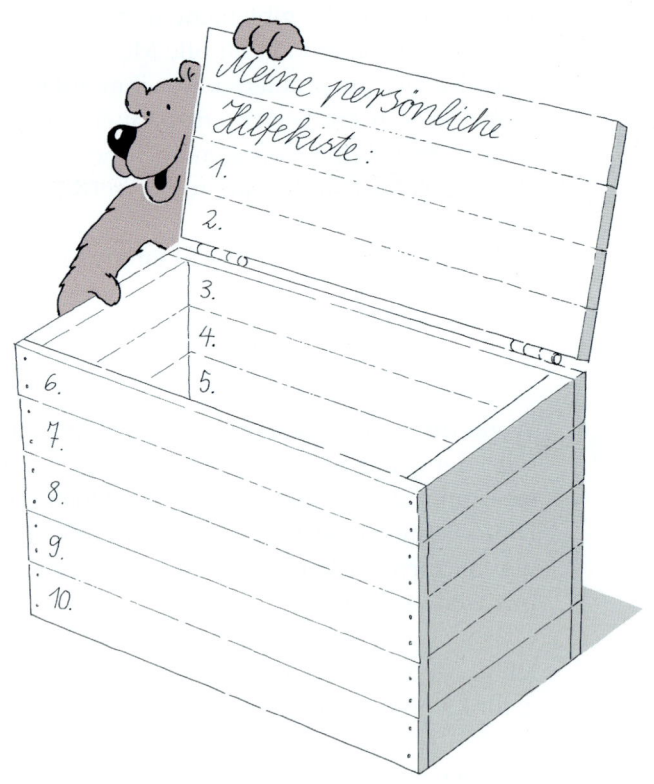

MERKBOX

Kratzen ist die natürliche Reaktion des Körpers auf Juckreiz. Das Gehirn gibt bei Juckreiz immer den Befehl „Kratzen" an den Körper zurück.

Es ist am besten, die bekannten Auslöser für deinen Juckreiz auszuschalten oder zu vermeiden. Wenn das nicht geht, gibt es Tricks, den Juckreiz zu stillen, wie z.B.:

- trockene Kälte (Eisbeutel, Föhn, Ventilator)
- nasse Kälte (Waschlappen, Duschen, Arme unter kaltes Wasser halten)
- frische, kühle Luft
- dünnes Bettzeug, dünne Kleidung
- Entspannen (Übungen, Massagen, Entspannungsgeschichten)
- Eincremen
- Klopfen, Kneifen

Du musst wie ein Detektiv die Spur zum Auslöser verfolgen, denn das hilft, den geeigneten Weg gegen den Juckreiz zu finden.

Entspannungsmusik: Z.B.
Rick Wakeman, Sunrise, Sunshadow,
Tony O` Connor, Rainforest Magic

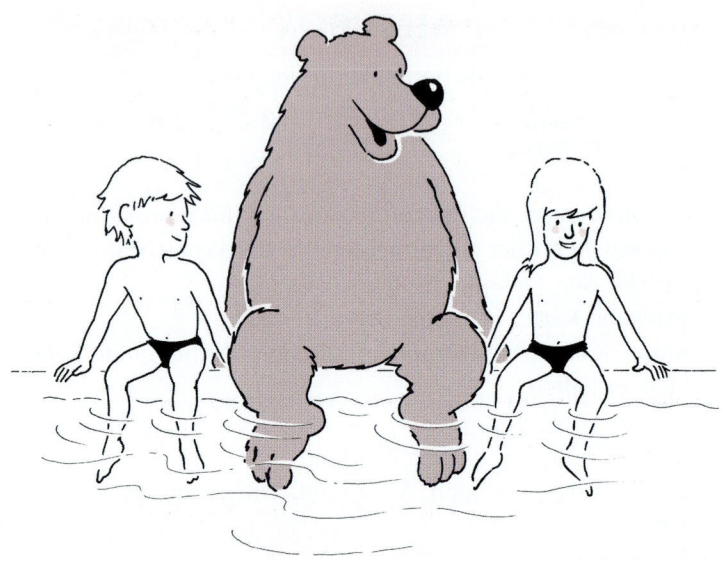

Wie kommst du in der Schule und beim Sport mit deiner Neurodermitis besser zurecht?

Lisa: Ich bin schon seit zwei Monaten nicht mehr mit zum Schwimmen gewesen.

Felix: Warum nicht? War deine Haut so schlecht?

Lisa: Die anderen starren mich so an und Jan, einer aus meiner Klasse, hat so blöde Sachen gesagt, als er meine Haut gesehen hat.

Felix: Und jetzt schämst Du dich?

Lisa: Na klar! Ich hab keine Lust darauf, so mies angemacht zu werden.

Felix: Das kenne ich gut. In meiner Klasse war das am Anfang auch so. Der Lutz wollte nicht mal neben mir sitzen. Der dachte doch tatsächlich, Neurodermitis sei ansteckend.

Grischa: Was hast du denn daraufhin gemacht?

Felix: Nun, erst wurde ich sauer und hab ihn angeschrien. Aber das hat nichts geholfen. Ich hab's zu Hause erzählt und meine Mutter hat mir geraten, meiner Klasse zu erzählen, was Neurodermitis ist.

Lisa: Hast du dich getraut, der ganzen Klasse zu erzählen, was du hast?

Felix: Nicht so richtig. Mein Klassenlehrer hat mir dabei geholfen.

Grischa: Und ist es dadurch anders geworden?

Felix: In meiner Klasse wissen jetzt alle Bescheid, und keiner guckt mehr blöde. Das Beste war, dass Johanna erzählte, sie hätte auch ein bisschen Neurodermitis. Sie war froh, dass ich mich getraut habe, den anderen zu erzählen, was das ist.

Grischa: Lisa, vielleicht kannst du ja auch deiner Klasse erklären, was Neurodermitis ist.

Lisa: Das ist ganz schön schwer. Ich weiß nicht, ob ich das alleine kann.

Felix: Frag doch deinen Lehrer, ob er dir dabei hilft.

Lisa: Ja, vielleicht kann ich es mit ihm zusammen machen. Ich kann das Buch ja mitnehmen, dann geht's bestimmt leichter.

Grischa: Das ist eine gute Idee. Meist sagen die anderen blöde Sachen, weil sie nicht richtig Bescheid wissen.

Felix: Genau. Jan ist jetzt sogar mein bester Freund. Im Fußballverein hat er mir geholfen, als es meiner Haut schlechter ging und ich ein paar Mal aussetzen musste.

Lisa: Wieso, was hat er denn gemacht?

Felix: Er hat es den anderen erklärt, warum ich nicht zum Training kommen konnte. Keiner war danach sauer, dass ich gefehlt habe und beim letzten Spiel nicht dabei war.

Lisa: Das ist ja super! Jetzt bekomme ich richtig Lust, meiner Klasse auch zu erzählen, was Neurodermitis ist. Ich finde Schwimmen nämlich toll.

Grischa: Aber beim Schwimmen nicht das Eincremen vorher und nachher vergessen, und ...

Felix: das Wechselduschen – kalt, warm, kalt. Puh!

Lisa: Ja, weiß ich doch.

Grischa: O.k., ihr zwei Experten.

MERKBOX

Die Neurodermitis lässt sich meistens nicht verstecken. Dies gilt besonders beim Schwimmen und Turnen.

Mit Hänseleien oder Rückzug versuchen Klassenkameraden, aber auch Erwachsene, ihre Unsicherheit zu überspielen. Meist liegt es daran, dass sie nicht richtig Bescheid wissen und sich zu wenig Gedanken über ihr eigenes Handeln machen. Aufklärung kann beiderseitig helfen und mehr Verständnis schaffen.

Mein Stufenplan

Im Nachfolgenden siehst du einen Stufenplan für alle drei Behandlungsstufen deiner Haut. Über den farbigen Feldern sind die Hautstufen kurz zur Erklärung beschrieben. So kannst du selbst an deiner Haut erkennen, welche Behandlung für welchen Bereich in Frage kommt. Das bedeutet z.B., dass deine Haut am Bauch nur trocken ist, deshalb nach Stufe eins behandelt werden sollte, die Hände gereizter sind, einige leichte Risse haben und wenige kleine Knötchen, diese nach Stufe zwei und Deine Arme und Beine besonders in den Armbeugen und Kniekehlen sehr rot sind, stark jucken, teilweise offen und wund sind und nach der Stufe drei behandelt werden müssen. Es kann also möglich sein, das du nicht nur eine Behandlungsstufe, sondern zwei oder drei gleichzeitig an verschiedenen Körperstellen anwenden musst.

Am besten schreibst du dir einen eigenen Stufenplan, mit den Salben, die deiner Haut in den einzelnen Stufen gut geholfen haben. Du kannst natürlich auch den nachfolgenden Vordruck kopieren und deine Salben und Bäderzusätze, die du benutzt, eintragen.

1. Wenn es meiner Haut gut geht

Hautbefund: Symptomfreiheit, leichte Trockenheit, minimale Rötung

Hautpflege (Creme- und Wasserbehandlung)	**Was noch?**
Creme: Cremes aus Stufe 1, bei trockener Haut zur Vorbeugung vor Verschlechterung regelmäßig cremen	Auslöser meiden, bei Kontakt mit Auslösern duschen oder Kleidung wechseln, Wohnung auslöserfrei halten
Bäder: Bad aus Stufe 1, z.B. Ölbäder, medizinisches Bad nach Beipackzettel dosieren, nicht wärmer als 35 °C, Badedauer 10 Minuten, evtl. vorher dünn eincremen	Kühle Raumtemperatur, nicht zu warm anziehen, keine Wolle und Polyesterkleidung
Weiteres: Keine Seifen zur Körperreinigung benutzen	Unterwäsche evtl. links tragen, keine Weichspüler benutzen, Waschmittel austesten
Nach Sport und Schwitzen waschen oder duschen, hinterher eincremen	Unverträgliche Nahrungsmittel meiden, keine/wenig Zitrusfrüchte, keine scharfen Gewürze, wenig Süßes
Evtl. Saunagänge, regelmäßig Wechselduschen	Ruhezeiten in den Tag einplanen
	Jeden Tag etwas Schönes machen, worauf man sich freuen kann
	Regelmäßig Entspannung üben

Schatzkiste:

Trockene Kälte: ————————————————

Nasse Kälte: ——————————————————

Entspannung/Ruhe: ————————————————

Creme: ——————————————————————

Ablenkung/Spiel: ————————————————

2. Wenn es meiner Haut schlechter geht, kommt dazu

Hautbefund: Juckreiz mit Rötung, Knötchen, Kratzgeschwüren

Hautpflege (Creme- und Wasserbehandlung)	Was noch?
Creme: Cremes aus Stufe 2, regelmäßig eincremen	Bei Juckreiz Kratzalternativen einsetzen (aus der Schatzkiste)
Auf Hygiene achten beim Eincremen	Auslöser strenger meiden
Bäder:	Stress meiden, Ruhepausen einlegen
Bad aus Stufe 2, z.B. Ölbäder	Evtl. Juckreiz hemmende Medikamente einnehmen
Haut nach dem Bad trockentupfen (Cremereste nicht abrubbeln)	Nachts Handschuhe anziehen
Weiteres:	Wut nicht herunterschlucken
Kochsalz- bzw. Teeumschläge	
Kühlen	

3. Wenn es meiner Haut sehr schlecht geht, kommt dazu

Hautbefund: Starke Rötung mit Exkoriationen, starker Juckreiz

Hautpflege (Creme- und Wasserbehandlung)	Was noch?
	Auslöser meiden
Creme: Heilcremes aus Stufe 3: Cortisoncreme	Ruhepausen
Antibiotische Creme, Tinkturen	Evtl. Juckreiz hemmende Medikamente einnehmen
Haut bei Bedarf verbinden	Evtl. Antibiotika einnehmen
	Evtl. zum Arzt gehen
Bäder: Bad aus Stufe 3, z.B. gerbendes Bad	Handschuhe anziehen
Weiteres: Besonders auf Hygiene achten	
Nicht Schwimmen gehen, Sport soweit wie möglich	
Umschläge durchführen	

Das Rätsel

Nun kannst du ausprobieren, was du aus dem Buch verstanden hast. Bist du dir nicht sicher, ob es stimmt, kannst du auf der genannten Seite nachlesen.
Es können mehrere Antworten auf eine Frage richtig sein.
Also, aufgepasst!

---

1. Die Isolierschicht auf der Haut besteht aus Fett und Schweiß. Sie schützt die Haut

    DR – vor Staub und Dreck und Einbrechern, wie Bakterien

    ND – beim Fernsehen und Radiohören

    TA – vor Aufregung

(Siehe dazu Seite 18)

---

2. Neurodermitis ist

    MI – ein neues Shampoo

    BO – eine neue Serie im Fernsehen

    EI – eine angeborene Hauterkrankung

    DE – ein spannendes Buch

(Siehe dazu Seite 32)

---

3. Beim Reibetest

    ME – wird die Haut geröntgt (durchleuchtet)

    AM – musst du 3 Tage die Hände reiben und beobachten, was passiert

    LO – wird ein Pflaster mit verschiedenen Stoffen (Ei, Milch ...) auf deinen Rücken geklebt

    HA – werden verschiedene Stoffe (Ei, Milch ...) auf deinem Arm gerieben und beobachtet, was passiert

(Siehe dazu Seite 55)

4. Wenn Lisas Haut juckt

    BE – dann sollte sie solange kratzen, bis die Haut blutet

    UT – sich ablenken, kühlen, cremen oder entspannen

    TA – einen Keks essen, weil davon der Juckreiz verschwindet

    EX – an etwas Schönes denken

(Siehe dazu Seite 81)

---

5. Grischa rät Lisa und Felix

    EX – alle Auslöser, auf die ihre Haut reagiert, zu meiden

    DO – die Auslöser immer wieder auszuprobieren, ob sie die Haut reizen

    LT – nicht an die Auslöser zu denken, dann reizen sie die Haut nicht

(Siehe dazu Seite 65)

---

6. Wenn sich Lisas Haut verschlechtert, sollte sie

    XL – am besten abends lange lesen, damit sich die Haut beruhigen kann

    PE – sich entspannen, Auslöser so gut wie möglich meiden, die Haut sorgfältig pflegen, wenn nötig zum Arzt gehen

    MO – die Hausaufgaben nicht mehr machen, sich stattdessen nur noch ausruhen

(Siehe dazu Seite 74)

7. Nachts wacht Felix manchmal vom Juckreiz auf. Er sollte

    BA – am besten kratzen, bis er wieder einschläft

    RT – sich überlegen, welcher „Trick" am besten gegen den Juckreiz hilft, und ihn ausprobieren (Kühlen, Cremen, Entspannen)

    DE – draußen spazieren gehen, bis der Juckreiz nachlässt

(Siehe dazu Seite 81)

---

8. Felix und Lisa haben in Grischas Sprechstunde gelernt, dass Kochsalzumschläge

    EN – gut sind gegen Juckreiz und gegen die Bakterien auf der Haut kämpfen

    OB – immer beim Fernsehen gemacht werden sollen

    IN – gut sind gegen Schweißfüße

    BA – das Eincremen ersetzen

(Siehe dazu Seite 74)

Der Elternteil

Das atopische Ekzem (Neurodermitis disseminata, Atopische Dermatitis) ist immer eine besondere Herausforderung und Belastung für Kinder und Eltern!

Auf den folgenden Seiten informieren wir Sie deshalb als Eltern, aber auch euch Jugendliche über die wichtigsten Aspekte des atopischen Ekzems. Diese Informationen stellen die zum Druckzeitpunkt aktuellsten Erkenntnisse dar. Sie sind zudem identisch mit den Inhalten der „Neurodermitisschulung" gemäß den Vorgaben der Arbeitsgemeinschaft Neurodermitisschulung im Kindes- und Jugendalter e.V. (AGNES) (www.neurodermitisschulung.de).

Die Behandlung der Neurodermitis setzt sich wie ein Puzzle aus vielen Teilen zusammen.

Für die Behandlung Ihres Kindes ist neben Ihrer genauen Beobachtung eine gründliche Diagnostik und sehr viel Geduld und Zeit notwendig. Die Behandlung dauert oft sehr lange, manchmal begleitet sie einen Menschen ein ganzes Leben. Dadurch unterscheidet sich die Neurodermitis von akuten Hautkrankheiten wie z.B. Windpocken.

Ein krankes Kind bedarf besonderer Fürsorge und Pflege. Bei einer chronischen Erkrankung wird jedoch aus dem Ausnahmezustand ein Dauerzustand.

Das bringt für das Kind und die einzelnen Familienmitglieder besondere Belastungen, Einschränkungen und Herausforderungen im Alltag mit sich.

Für das Kind können dies sein:
- Einschränkungen in der Ernährung, z.B. Diäten oder Verzicht auf Süßigkeiten
- Ablehnung oder Ausgrenzung bei Gleichaltrigen durch das eigene Aussehen
- Dadurch ausgelöst oder verstärkt: Ängste und Unsicherheit im Umgang mit anderen Menschen

103

- Schlafentzug, damit Konzentrationsschwierigkeiten, Unwohlsein, Nervosität
- Einbußen von Freizeit durch aufwendige Hautpflege und häufige Arztbesuche
- Einschränkungen im Erleben des eigenen Körpers, wodurch die weitere Entwicklung des Kindes beeinflusst werden kann
- Auseinandersetzung mit dem quälenden Juckreiz
- Sonderrolle als chronisch krankes Kind

Einschränkungen und Herausforderungen für die Familie können sein:
- Großer Zeitaufwand für die Hautpflege, Ernährung, Arztbesuche
- Unsicherheit durch verschiedene Behandlungsempfehlungen
- Kritische und abwertende Reaktionen von Mitmenschen („gute Ratschläge")
- Eifersucht und Rivalität der Geschwister wegen notwendiger Rücksichtnahme und Verzicht.
- Einschränkungen in der Ernährung
- Schlafentzug durch Hautverschlechterung und nächtliche Kratzattacken
- Gefühle der Enttäuschung, Trauer und Wut insbesondere bei Rückschlägen und Misserfolgen
- Kratzen als Druckmittel bei der Durchsetzung von Wünschen des Kindes
- Unsicherheit im Umgang mit plötzlich auftretendem Juckreiz: „Was war der Auslöser? Was war vorher?"

Dies ist nur ein kleiner Teil dessen, was Sie und Ihr Kind bewältigen müssen.

Was können Sie tun?

Dafür gibt es nicht das „Patentrezept" oder die „Lösung", die für jede Familie zutrifft.
Sie als Eltern, als Familie, sollten Ihren eigenen Weg finden, mit der chronischen Erkrankung und diesen Herausforderungen umzugehen. Sicher gibt es immer wieder Erfolge

und Rückschläge. Es entstehen Situationen, in denen eine zeitweilige Unterstützung von außen hilfreich und notwendig werden kann. Eine Unterstützung kann bestehen in einem Austausch mit anderen betroffenen Eltern, dem Kontakt zu einer Beratungsstelle oder der Rücksprache mit einer Fachabteilung für Neurodermitis o. Ä. Unsere Erfahrung ist, dass die Sicherheit der Betroffenen im Umgang mit den Anforderungen, die die Behandlung an die einzelnen Familienmitglieder stellt, eine große Rolle spielt, wie die Erkrankung erlebt wird. Diese Sicherheit begünstigt nicht unerheblich den Verlauf. Dazu bedarf es Wissen über die Zusammenhänge der Erkrankung und der Behandlung.

Überlegen Sie in der Familie oder mit Ihrem Arzt, welche Hilfestellung für Sie geeignet und wie sie erreichbar ist.
Am Schluss des Buches finden Sie Adressen von Selbsthilfegruppen, bei denen Sie die Adressen der jeweiligen Ortsgruppen erfahren können.

Aufbau und Funktion der Haut

Die Bedeutung der Haut für den Menschen, sowohl in ihrer biologischen Funktion als Organ als auch im zwischenmenschlichen Bereich, ist schwer vorstellbar, wenn wir bedenken, dass sie zwischen zwei und fünf Millimeter dick ist.
Um die komplexen Vorgänge in der Haut bei Neurodermitis zu verstehen, ist es hilfreich, sich den Aufbau und die Funktionen der Haut zu verdeutlichen.
Die Haut lässt sich in drei Schichten aufteilen, und zwar Oberhaut, Lederhaut und Unterhaut.
Die **Oberhaut** (Epidermis) setzt sich aus mehreren hornhaltigen Zellen zusammen. In der Keimschicht bilden sich ständig neue Zellen, die von den nachfolgenden nach oben in die Hornschicht befördert und dort als Schuppen abgestoßen werden. Eine vollständige Erneuerung dauert ca. 20 bis 30 Tage.

105

Die **Lederhaut** (Cutis) ist von einer Art Fasernetz durchzogen, das die Haut elastisch und dehnfähig macht. In dieser Schicht befinden sich Blut- und Lymphgefäße. Letztere reichen bis in die Oberhaut. Deshalb tritt bei leichten Hautrissen eine wässrige Lösung (die Lymphe) aus, aber kein Blut. Die Blutgefäße enden in feinsten Äderchen an der Keimschicht. Auch feinste Nerven reichen bis in die Hautschicht und sind zum Beispiel mit den Tastkörperchen verbunden. Diese sind die Sinnesorgane der Haut. Sie nehmen alle Empfindungen an und in der Haut auf und leiten sie über die Nervenbahnen an das Gehirn weiter.

Zudem enthält die Lederhaut Haarschäfte, Haarsträubemuskeln, Fett- und Schweißdrüsen.

Die **Unterhaut** (Subcutis) bildet die Verbindung zwischen Haut und den darunter liegenden Zellen (Muskeln und Knochen). In dieser Hautschicht ist das Fettgewebe eingelagert, das als Energievorrat und Wärmeschutz dient. Es isoliert Adern, Nerven und Muskeln.

Die Funktionen der Haut

Unsere Haut hat sowohl biologische als auch soziale Aufgaben.

1. Schweiß und Talg bilden auf der Oberhaut einen Säureschutzmantel, der vor Bakterien schützt und eine Austrocknung des Körpers verhindert. Durch das Melanin (Pigment in der Keimschicht) werden UV-Strahlen gefiltert und damit in ihrer Wirkung abgeschwächt. Die Haut fängt durch ihre Dehnfähigkeit und Verschiebbarkeit äußeren Druck und die vielen mechanischen Belastungen ab und gleicht sie aus.

2. Die Haut reguliert auch die Körpertemperatur mit. Durch die unterschiedliche Hautdurchblutung wird die Wärmeabgabe gesteigert oder gemindert. Bei überhöhter Körpertemperatur wird die Wärmeabgabe durch Schweißbildung und dessen Verdunstung zusätzlich gesteigert. Bei Kälteeinwirkung verengen sich die in der

Haut liegenden Blutgefäße und verhindern so ein Entweichen der Eigenwärme.

3. Die Haut ist ein Depotorgan. Sie speichert Salze, Fette und Flüssigkeit und kann bei Bedarf diese an den Organismus wieder abgeben.

4. Die Haut ist auch ein Abwehrorgan. Beim Eindringen von körperfremden Stoffen und Erregern werden in der Haut Abwehrmechanismen aktiviert. Diese Abwehr erfolgt über ein kompliziertes Zusammenspiel von unterschiedlichen Zellen (Lymphozyten, Mastzellen und Neutrophile Zellen) und chemischen Substanzen (Mediatoren).

5. Die Haut ist ein Sinnesorgan mit vielen Nerven, Nervenenden und Rezeptoren. Diese nehmen sämtliche Empfindungen und Berührungen an und in der Haut auf und leiten sie an das Gehirn weiter. Zu starke Empfindungen können Schmerz verursachen. Auch Juckreiz ist eine solche Empfindung. Das Gehirn reagiert auf diese Information mit dem automatischen Reflex: „Kratzen".

6. Darüber hinaus ist die Haut ein Kontakt- und Kommunikationsorgan. Sie bildet die Grenze zwischen dem Ich und der Umwelt und ist das erste Sinnesorgan, das von der Geburt an voll funktionsfähig ist. So erfährt ein Kind besonders in den ersten Lebensjahren über den Haut- und Körperkontakt Sicherheit und Zuwendung, wenn es weint und sich unwohl fühlt. Über den Körperkontakt erleben Kinder auch ihre eigenen Stärken und Grenzen im Umgang mit ihrer Umwelt. Aus diesen Erfahrungen entwickelt sich das Körperbild, das wie ein Landkartenverzeichnis im Gedächtnis gespeichert wird. Darauf aufbauend nehmen die Körper- und damit auch die Hauterfahrungen Einfluss auf die gesamte Entwicklung des Kindes (Auf Seite 187 des Buches finden Sie dazu Literaturhinweise.)

Ursachen, Symptome, Verstärker

Es gibt bislang keinen einheitlichen Begriff der Neurodermitis disseminata. Sowohl von Medizinern als auch in der Umgangssprache werden mit den unterschiedlichen Begriffen häufig bestimmte Vorstellungen über die Ursachen und Auslösung der Neurodermitis verbunden.

Ein gängiger Begriff ist die „Neurodermitis constitutionalis", wobei dieser Begriff eine grundsätzlich vorhandene Verknüpfung der Hautentzündung mit psychisch-neurologischen Ursachen unterstellt. Ein weiterer, sehr häufiger Begriff ist die „atopische Dermatitis", der davon ausgeht, dass das Krankheitsbild zum allergischen Formenkreis (den atopischen Erkrankungen) gehört. Durch den Begriff der Dermatitis ist der entzündliche Anteil dieser Hauterkrankung zum Ausdruck gebracht.

Eine „Arbeits"-Definition könnte somit lauten:
Neurodermitis ist eine entzündliche Erkrankung der Haut auf der Basis einer angeborenen Veranlagung mit einem wechselnden Erscheinungsbild sowie vielen verschiedenen Auslösern, die immer mit Juckreiz einhergeht.

Epidemiologie (Häufigkeit)

Die Häufigkeitsangaben unterscheiden sich sehr stark, was teilweise an den unterschiedlichen Definitionen liegt, aber auch daran, dass schwache Formen der atopischen Dermatitis nicht immer in statistischen Erhebungen miterfasst werden. Die Angaben schwanken in der medizinischen Literatur zwischen 4 - 20 % der Kinder. Mädchen sind etwas häufiger betroffen als Knaben.

Wie oben erwähnt, gehört die Neurodermitis zu den erblichen, also zu den genetischen Erkrankungen (siehe Seite 167). Dazu zählen Asthma, Heuschnupfen, Kontaktekzeme und z.B. Nahrungsmittelallergien. Etwa 15 bis 30% aller

Kinder haben neben der Neurodermitis andere allergische Erkrankungen.

Da die Anlage zur Neurodermitis eine angeborene ist, kann sie im eigentlichen Sinne nicht „ausheilen". Allerdings besteht die Möglichkeit, dass die Hautsymptome mit dem Älterwerden verschwinden oder geringer werden. Bei etwa 40% der Kinder kann innerhalb der ersten drei Lebensjahre ein spontanes Verschwinden erwartet werden, ohne dass bisher bekannt ist, wodurch dieser Verlauf bewirkt wird. Auch wenn die Neurodermitis länger besteht, sind im späteren Alter die Verläufe häufig leichter. Ca. 50 bis 80% haben als Erwachsene keine Symptome mehr oder nur noch ganz geringe.

Ca. 50 % der Kinder, die eine Neurodermitis haben, bekommen später Asthma bronchiale oder andere allergische Erkrankungen.

Bei etwa 2/3 der Kinder beginnt die Neurodermitis im ersten Lebensjahr, sehr häufig bereits um den 3. Lebensmonat herum. Bei ca. 90% ist der Beginn im Alter unter 10 Jahren.

Symptome (Beschwerden)

Das hervorstechendste Symptom ist der Juckreiz, der auch ohne jede äußerlich erkennbare Veränderung der Haut spürbar ist. Der Juckreiz ist oft quälend und tritt sehr häufig in den Abend- und Nachtstunden verstärkt auf. Dies bedeutet eine verstärkte Unruhe und Schlafstörung für das Kind, aber auch für die Familie.

Die entzündete Haut ist meist blass und schuppt vermehrt, kann auch gerötet sein und Juckknötchen zeigen. Die ersten Hautveränderungen können an unterschiedlichen Körperstellen auftreten, entweder im Hand- oder Kopf- und auch Haarbereich. Oft kommt es dann zum Befall der Gelenkbeugen und Übergang auf den gesamten Körper.

Neben der Schuppung der Haut fällt auch eine allgemeine Rauigkeit auf. Bei länger dauernder Neurodermitis kommt es zu einem Dünnerwerden der Haut (Atrophie) oder zu einer Vergröberung der Hautfelder (Lichenifikation).

109

Durch das Kratzen kommt es zu Verletzungen der Haut bis hin zu Einrissen. Es können sich Papeln oder Knötchen bilden. Die Haut kann an wenigen Stellen, aber auch über den ganzen Körper erheblich gerötet sein. Im Zusammenhang mit dieser Rötung ist auch sehr häufig ein Übergang von der mehr trockenen zu einer nässenden Form feststellbar.

Die Kinder wirken häufig sehr krank, unausgeschlafen, schlecht aussehend: Dies kommt durch die dunklen Schatten unter den Augen sowie die vermehrten Hautfalten im Unterlidbereich.

Nach Abklingen des Schubes bleiben meist Störungen der Farbstoffeinlagerungen (Pigmentstörungen) zurück, die Haut sieht dann weißfleckig aus.

Typischerweise sind die Hautveränderungen symmetrisch an beiden Körperseiten, meist mehr im Beugenbereich. Sie können sprunghaft auftreten, und der örtliche Befall kann wechseln.

Es gibt Kinder, die nur im Sommer oder nur im Winter eine schubweise Hautverschlechterung haben, andere leiden das ganze Jahr über gleichmäßig an ihren Symptomen.

Die Hautsymptome können sehr stark wechseln zwischen scheinbar intakter Haut bis hin zu dem allgemeinen Befall von Kopf bis Fuß. Nicht jedes Kind hat am ganzen Körper Veränderungen. Häufig sind nur einige Stellen entzündet, die immer wieder aufflammen. Bevorzugt dabei sind Nacken, Hals, Ohrläppchenansatz, die Augenlider, Lippen, Gelenkbeugen, Hände und die Kniekehlen. Bei einigen Kindern ist das Gesäß sehr stark betroffen, bei anderen ist der Bereich immer ausgespart.

Es ist bisher nicht bekannt, warum es so viele unterschiedliche Möglichkeiten des Hautbefalles, der jahreszeitlichen Schwankungen und auch der weiter unten zu schildernden Auslöser gibt.

Welche Besonderheiten bestehen in der Haut?

In der Haut Ihres Kindes läuft eine chronische Entzündung ab, die Sie sich so vorstellen können: In der Haut sind deutlich mehr Entzündungszellen vorhanden. Sie setzen Substanzen frei, die all die Symptome nach sich ziehen, die Sie bei Ihrem Kind beobachtet haben, auch den Juckreiz. Die Entzündungszellen „locken" zudem ständig neue Entzündungszellen aus dem Blut an, die dann wiederum Substanzen, die Symptome verursachen, freisetzen, so dass dadurch ein chronischer Entzündungskreislauf einer chronischen Entzündung besteht. Die Veranlagung dazu ist angeboren (angeboren muss nicht bedeuten, dass es schon mit der Geburt vorhanden ist, sondern es kann durchaus diese Entzündung erst sehr viel später, manchmal sogar erst im Erwachsenenalter Symptome bereiten).

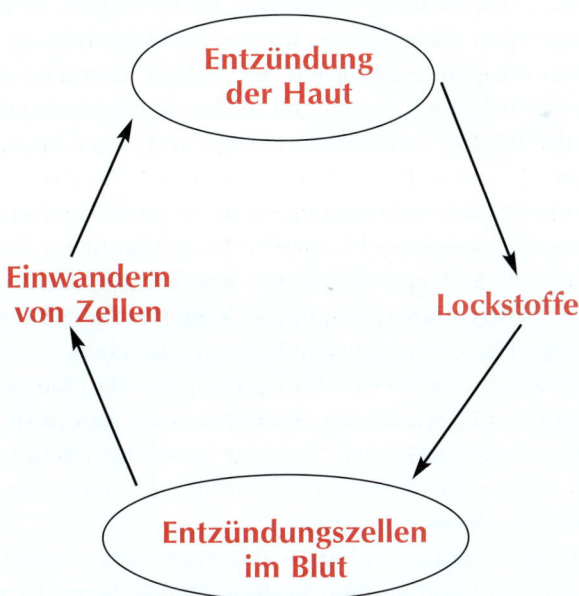

Das Charakteristikum der Neurodermitishaut ist die trocken wirkende, schuppige Hautoberfläche. Sie zeigt den verringerten Wassergehalt der Haut an, dessen Ursache in einem verminderten Harnstoffgehalt liegt. Denn Harnstoff bindet Feuchtigkeit. Seit kurzem ist auch ein erblicher (genetischer) Defekt bekannt, der zu dieser Hautveränderung führt.

Zudem produziert die Haut bei der Neurodermitis weniger Talg. Die verringerte Talgmenge wird nicht gleichmäßig über die Haut verteilt, da die Schweißsekretion ebenfalls gestört ist. Somit ist die Haut neben der verringerten Wasserbindung unzureichend gefettet. Die unmittelbaren Folgen haben Sie als Eltern schon beobachtet bei der verschlechterten Widerstandskraft der Haut gegenüber Seifen, Waschmitteln und hautentfettenden Badezusätzen.

In der Neurodermitishaut sind, wie auch in einer gesunden Haut, Zellen für die Körperabwehr vorhanden. Eine bestimmte Zellsorte (die T-Zellen, die u.a. bei der Körperabwehr als „Helferzellen" tätig sind) ist verringert. Vermutlich begünstigt diese leichte Immunfunktionsstörung eine Infektion mit Viren, Bakterien und Pilzen. Diese Infektion wird natürlich auch durch die leichte Verletzlichkeit der Haut, die häufig vorhandenen Risse und das Kratzen erleichtert.

Eine weitere Hautveränderung ist in der gestörten Gefäßregulation der kleinsten Blutgefäße (Kapillaren) zu finden. Die Haut zeigt oft eine verzögerte Erwärmung nach einem Kältereiz. Die Gefäßverengung in Verbindung mit der oft verdickten Haut führt zu dem blassen Aussehen.

Die Regulation der Weit- oder Engstellung der Hautgefäße unterliegt dem vegetativen Nervensystem, das nicht willentlich beeinflussbar ist. Bei der gestörten Regulation kommt es in einer warmen Umgebung oder nachts im Bett zu einem verstärkten Juckreiz.

Es gibt enge Zusammenhänge zwischen dem vegetativen und dem immunologischen System. Vieles davon ist noch Gegenstand intensiver Forschung. Inwieweit bei dieser Vernetzung Störungen im Zusammenhang mit der Neurodermitis vorliegen, ist noch nicht klar.

Zusammenfassend sollten Sie und Ihr Kind wissen, dass die Neurodermitishaut generell auf viele Reize übererregbar, überempfindlich und leicht verletzlich reagiert.

Juckreiz

Der Juckreiz als zentrales Symptom der Neurodermitis hat mehrere Auslöser. Die Haut ist sehr stark durchsetzt mit speziellen Zellen (Mastzellen, Langerhans-Zellen), die voll gefüllt sind mit chemischen Molekülen (Mediatoren). Durch kleinste Anlässe (z.B. Kratzen, Kontakt mit einem Allergen, aber auch über eine reflektorisch veränderte Hautdurchblutung) können diese Zellen ihren Inhalt freisetzen. Die Zellsubstanzen (am bekanntesten davon ist das Histamin) lösen direkt einen Juckreiz, eine Rötung und häufig auch eine Quaddelbildung aus (wie bei Brennnesselkontakt). Dieser Juckreiz führt zu einem neuerlichen Kratzen, das Kratzen wiederum reizt weitere Zellen zum Ausschütten ihrer Inhaltsstoffe, so dass ein verhängnisvoller Kreislauf entsteht. Die Reaktion kann sich innerhalb weniger Minuten, aber auch noch nach einigen Stunden bis zu 3 Tagen später zeigen.

Neben dem Histamin werden auch andere Substanzen freigesetzt, die die Gefäßdurchlässigkeit verändern, die Durchblutung erhöhen und andere Entzündungszellen anlocken. Diese neuen Entzündungszellen (eosinophile und neutrophile Granulozyten) schalten sich ebenfalls in den geschilderten Kreislauf ein. Der Kreislauf von Juckreiz und Kratzen dauert so lange, bis entweder die Lederhaut verletzt ist, der Juckreiz damit aufhört und sich ein Schmerzreiz einstellt, oder bis er durch eine Medikamentengabe unterbrochen wird. Dieser Kreislauf kann auch durch starken äußeren Druck auf die Haut oder Kälte unterbrochen werden.

Außerdem neigt jede Haut, die zu trocken ist, bereits zu Juckreiz.

Es besteht also neben dem Kreislauf der chronischen Entzündung ein zweiter Kreislauf, nämlich der Juckkratzzirkel.

113

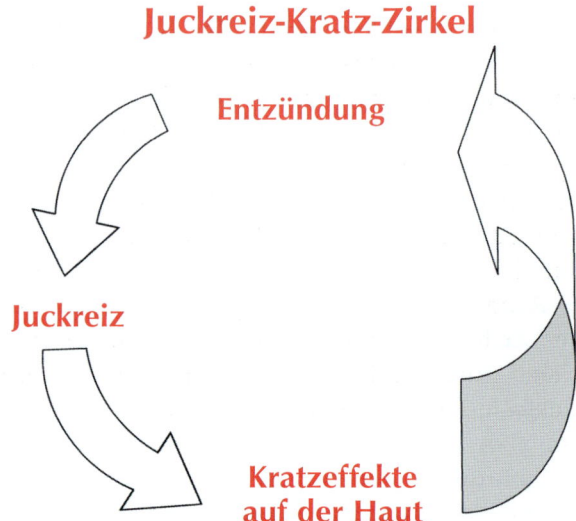

Juckreiz-Kratz-Zirkel

Entzündung

Juckreiz

**Kratzeffekte
auf der Haut**

Störung des Fettsäurestoffwechsels

Untersuchungen zeigen, dass spezielle Fettsäuren (Gamma-Linolensäure) im Stoffwechsel der Neurodermitishaut vermindert vorhanden sind. Diese Fettsäuren sind wichtig für die Regulation der bereits erwähnten Mediatoren. Durch eine Verminderung der Gamma-Linolensäure kommt es zu einer Verschiebung hin zu den mehr juckreiz-auslösenden Stoffwechselprodukten (Mediatoren).

Neuropeptide/Nervenhormone

Eine für die Neurodermitishaut typische Veränderung stellt ferner die erhöhte Konzentration bestimmter Eiweiß-moleküle mit Hormonwirkung (Neuropeptide) in der Haut dar. Diese Eiweißmoleküle führen zu einer vermehrten Ge-fäßdurchlässigkeit, sie können immunologische Zellen und Entzündungszellen anlocken und reizen die Mastzellen zur Freisetzung ihrer Inhaltsstoffe.
Wir haben versucht, in diesem Kapitel die derzeit wichtigs-ten bekannten Zusammenhänge aufzuzeigen. Alle Vorgän-

ge haben gemeinsam, dass sie in den bereits erwähnten verhängnisvollen, sich selbst unterhaltenden Kreislauf von Juckreiz und Kratzen einmünden.

Eine der Hauptfolgen der chronischen Entzündung ist eine Störung der Talgproduktion. Talg in Verbindung mit Schweiß bildet einen dünnen Schutzfilm auf der Haut, der neben dem Schutz der Haut auch Wasser bindet. Wenn dieser Schutzfilm mangelhaft ausgebildet ist, kommt es zu einem erhöhten Wasserverlust durch die Haut und zu einer verringerten Wasserbindung in der obersten Hautschicht. Als äußeres Zeichen fühlt sich die Haut bei Neurodermitis deutlich trockener an. Trockene Haut wiederum verursacht Juckreiz.

Welche Auslöser sind für die Neurodermitis bekannt?

Allgemeine, unspezifische Auslöser

Einige der Auslöser ergeben sich relativ zwanglos aus dem letzten Kapitel. Es handelt sich zum einen um die mechanische Verletzbarkeit der Haut. Die verletzte Haut selber bewirkt einen verstärkten Juckreiz. Die Widerstandskraft der Haut gegen mechanische Reize ist durch die Neurodermitis deutlich vermindert. Dies gilt auch für Seifen, insbesondere alkalihaltige.

Eine weitere Auslösung kann durch eine zusätzliche Entfettung der Haut (zu langes Baden, Waschen), aber auch durch unzureichende Hautfettung gefördert werden.

Wie schon erwähnt, führt die gestörte Gefäßregulation zu einer Juckreizreaktion auf Wärme. Schwitzen (z.B. durch körperliche Anstrengung) ist ebenfalls direkt juckreizauslösend, steht aber auch im Zusammenhang mit der fehlerhaften Gefäßregulation.

Zu den unspezifischen, aus der Umwelt stammenden Auslösern gehört der Kontakt mit Wolle oder Synthetikfasern. Es handelt sich nicht um eine allergische Reaktion, sondern

115

um eine direkte Einwirkung der kleinsten Fasern auf die Haut. Sie lösen mikroskopisch kleine Hautverletzungen und -reizungen aus, die dann wiederum den Juckreiz bewirken. Der Kontakt zu diesen Fasern kann über die Kleidung des Kindes, über Bettwäsche, über die Wäsche der Eltern, aber auch über Teppichböden erfolgen.

Staub ist ebenfalls ein unspezifischer Auslöser, der eine lokale Reizung und eine nicht allergische Juckreizauslösung zur Folge hat. Ähnlich wie Staub können auch Chemikalien aus Haushalt oder Beruf auf die Haut einwirken. Dies gilt auch für das Chlor in Hallen- oder Freibädern. Allerdings ist hierbei eine Mischwirkung zwischen Chloreinwirkung und Hautentfettung zu sehen.

Allergie/Pseudoallergie/Unverträglichkeit

Die drei Begriffe aus dieser Überschrift meinen grundsätzlich unterschiedliche Reaktionswege/Vorgangsweisen. Jeder dieser Vorgänge kann als Auslöser für die Neurodermitis wirken. Für Ihren Arzt ist es wichtig, diese Reaktionen zu unterscheiden, um Ursachenforschung und Behandlung richtig betreiben zu können.

Allergie bedeutet eine überschießende, durch das Immunsystem vermittelte Reaktion selbst auf kleinste Mengen einer Fremdsubstanz, meist eines körperfremden Eiweißes. Voraussetzung für eine Allergie ist ein Erstkontakt, der zu einer Empfindlichkeit (Sensibilisierung) führt. Bei einem späteren, erneuten Körperkontakt reagiert dann das Immunsystem verstärkt.

Pseudoallergie meint eine der Allergie sehr ähnliche Reaktion, die über andere biologische Wege als die der körpereigenen Abwehr abläuft. Die Pseudoallergie macht identische Beschwerden wie eine Allergie, aber bereits beim Erstkontakt. Im Erscheinungsbild sind beide Reaktionen nicht zu trennen. Manche Konservierungsstoffe können so reagieren.

116

Unverträglichkeit meint eine Reaktion, die äußerlich wie eine Allergie aussehen kann, aber nur bei großen Mengen einer Fremdsubstanz auftritt, während bei kleineren Mengen meist keine Reaktion stattfindet. Der genaue Weg dieser Unverträglichkeit ist nicht bekannt. Eine Unverträglichkeit ist z.B. die Reaktion auf große Mengen an Süßigkeiten oder Zitrusfrüchte sowie auf Gewürze, Kaffee oder Tee.

Je nach Reaktionsweg können für den Arzt daraus unterschiedliche therapeutische Überlegungen resultieren.

Nahrungsmittelallergien

Sie haben wahrscheinlich schon gehört oder gelesen, dass die Neurodermitis Ihres Kindes Folge einer Nahrungsmittelallergie sein könnte. Manche Mediziner, aber auch Nichtmediziner behaupten, dass bei allen Kindern mit Neurodermitis in irgendeiner Form eine allergische Reaktion auf Nahrungsmittel oder Nahrungsmittelzusatzstoffe vorliegen würde.

Wenn man dieser Frage durch sorgfältige Untersuchungen nachgeht, so verringert sich die Zahl der Kinder, deren Neurodermitis durch Nahrungsmittel ausgelöst wird, doch ganz erheblich. Durch gezielte Provokationstests (siehe Seite 121) lassen sich die allergischen Auslöser in Form von Nahrungsmitteln gut überprüfen. Nur etwa 30 bis 40% aller Kinder mit Neurodermitis haben auch Nahrungsmittel als Auslöser. Betrachtet man nur die Kinder mit einer schweren Neurodermitis, so sind es auch nicht mehr als 45 bis 50%!

Dies bedeutet, dass ohne eine sorgfältige Diagnostik kein Kind eine pauschale Diätempfehlung erhalten darf. Nicht gerechtfertigte Diäten können für den wachsenden Organismus des Kindes erhebliche Einschränkungen oder Mängel bedeuten und eventuell auch Dauerschäden nach sich ziehen.

Wir werden an späterer Stelle auf die Art und Weise einer solchen Testung näher zu sprechen kommen (siehe Seite 121). Sehr häufig werden Konservierungsstoffe in der Nahrung als Mitauslöser angeschuldigt. Auch hier gilt, dass sich bei gezielten Untersuchungen herausgestellt hat, dass weniger als 1% der Kinder wirklich Konservierungsstoffe als Auslöser ihrer Neurodermitis haben.

Andere Allergene

Weitere wichtige Allergene sind z.B. Hausstaubmilben, die von Hautschuppen der Menschen, aber auch von denen der Haustiere leben. Die allergische Reaktion richtet sich nicht gegen die Milben, sondern gegen deren Kot. Außerdem können Tierhaare selbst Neurodermitis auslösen.
Metalle (z.B. Nickel oder Kobalt) können im Kindesalter selten Allergien auslösen. Bei Nickel wird dieses insbesondere dann begünstigt, wenn zum Tragen von Ohrringen die Ohrläppchen durchstochen werden. Dieses sollte bei Neurodermitis bzw. entsprechender Veranlagung dazu möglichst nicht durchgeführt werden. Gelegentlich wirken auch Pollen allergisch durch den direkten Hautkontakt. Es handelt sich dabei um die fliegenden Pollen der windbestäubenden Pflanzen.

Psychische Auslöser

Wie wir bereits auf Seite 107 ausgeführt haben, ist die Haut ein vielfältiges Kontakt- und Kommunikationsorgan zu den Mitmenschen und der Umwelt. Eine Situation, in der Sie blass vor Schreck oder rot vor Aufregung werden, ist Ihnen sicher bekannt. Somit ist es sehr leicht verständlich, dass Ihr Kind mit seiner höheren Hauterregbarkeit auf die gleichen, psychischen Situationen stärker als andere Kinder reagieren kann.
Vielleicht haben Sie schon einmal eine Situation erlebt, in der ein Verbot oder eine Auseinandersetzung mit Ihrem Kind dazu geführt hat, dass eine Verschlechterung der Haut auftrat oder dass Ihr Kind kratzte. Ja selbst Angst vor Klassenarbeiten, vor Schulstress, vor möglichen familiären

Problemen und auch Freude können sich direkt auf die Haut auswirken. Seelische Einflüsse führen nicht immer automatisch zum Juckreiz. Stress und Belastungen werden jedoch häufig als Auslöser erlebt und beschrieben. Wir möchten diese Zusammenhänge an anderer Stelle noch weiter vertiefen (siehe Seite 141ff.).

Weitere Auslöser

Neben den bisher aufgeführten Auslösern können aber auch Schwitzen z.B. beim Sport sowie Wärme, im Winter kalte, aber auch trockene Witterung oder auch Temperaturwechsel Symptome der Neurodermitis auslösen.

Komplikationen/Infektionen

Durch die Verletzlichkeit der Haut sowie den gestörten Fettsäureschutz kann es zu einem erleichterten Eintritt von Bakterien, Viren oder auch Pilzen kommen.
Bakterien sind meist Staphylokokken oder Streptokokken. Sie dringen sehr leicht in die verletzte Haut ein und führen zu entzündlichen, eitrigen Reaktionen mit Borken- oder Krustenbildung. Dies verstärkt die Rötung und Reizung der Haut bis hin zum Juckreiz. Durch das Kratzen werden die Bakterien auch auf andere, bis dahin intakte, nicht infizierte Hautbereiche übertragen. Sehr rasch kann eine bakterielle Superinfektion sich über die gesamte Haut ausbreiten. Durch bakterielle Infektionen entsteht eine starke Krustenbildung. Gerade die Stoffwechselprodukte von Stapylokokken (Superantigene) können starke oder lang andauernde Ekzemschübe auslösen.
Auslösende Viren sind Herpes-Viren oder aber auch Dellwarzen-Viren (Molluscen).
Der Hefepilz (Candida) ist ein Pilz, der bei fast allen Menschen im Mund oder im Darm vorhanden ist. Dieser Pilz kann sich zwar ebenfalls leicht auf einer defekten Haut ansiedeln (insbesondere im Säuglingsalter), ist aber selten

119

Auslöser. Günstige Wachstumsbedingungen stellen feuchte, warme Wäschestücke oder Windeln dar. Hefepilz (Candida) im Darm bewirkt keine Neurodermitis, keine Verschlechterung der Hautsituation.

> ### Zusammenfassung
>
> An der Vielzahl der möglichen Auslöser können Sie sehen, wie schwierig es ist, das individuelle Auslösespektrum Ihres Kindes zu diagnostizieren. Sehr oft sind dafür langwierige, mühsame Untersuchungen (siehe Seite 120ff.) notwendig. Bei der Suche nach den Auslösern sind Ihre elterlichen Beobachtungen und die Erfahrung Ihres Kindes für die Ärzte unverzichtbar und wichtig.

Diagnostik

Die Vielzahl möglicher Auslöser macht es notwendig, gründlich jeden einzelnen zu identifizieren. Dabei sollte natürlich vermieden werden, dass unnötige Untersuchungen Ihr Kind belästigen. Somit ist der erste und wichtigste Schritt bei der Auslöserursache Ihre elterliche Erfahrung und Beobachtung. Sehr häufig haben Sie dadurch bereits wesentliche Auslöser entweder verdächtigen oder aber auch schon benennen können. Sie sollten diese Beobachtungen Ihrem Arzt mitteilen, er kann dann weitere gezielte Untersuchungen zur Klärung vornehmen.

Extrem selten kann eine andere Erkrankung Hautsymptome wie bei einer Neurodermitis zeigen. Aus diesem Grunde kann die Durchführung eines Blutbildes und einer Immunglobulinbestimmung bei der Klärung sinnvoll sein.

Ein wichtiger diagnostischer Schritt betrifft die allergischen oder pseudoallergischen Auslöser.

Zunächst einmal sind Hauttestungen sinnvoll: Für Nahrungsmittel ist die wichtigste Hauttestung der Reibetest. Dabei wird das Originalnahrungsmittel auf der Haut direkt gerieben und bis zu 30 Minuten danach die Hautreaktion beobachtet. Beim Pricktest wird das Nahrungsmittel, die Milben- oder eine andere Testlösung auf die Haut gebracht und durch die Flüssigkeit hindurch die Haut eben angeritzt. Diese beiden Tests können bereits nach 20 Minuten abgelesen werden.

Daneben kann auch ein Epicutantest (Patch- oder Pflastertest) für verzögerte Reaktionen auf Nahrungsmittel und Metalle wichtig sein. Beim Pflastertest wird das Nahrungsmittel auf ein kleines Spezialpflaster gegeben und für 24 Stunden auf der Haut belassen. Bei diesem Test muss die Hautreaktion nach 48 bis 72 Stunden abgelesen werden.

Wenn die Haut in einem sehr schlechten Zustand ist oder sich Ihr Kind vor einer Hauttestung zu sehr ängstigt, lässt sich mit einem RAST-Test ebenfalls eine Diagnostik durchführen. Beim RAST-Test sucht man allergische Abwehrsubstanzen im Blut. Es muss also von Ihrem Kind eine kleine Menge Blut abgenommen werden, das dann in einem Speziallabor weiter untersucht wird.

Hauttest und RAST-Test beweisen nicht, dass die gefundene Substanz ein wirklich vorhandener Auslöser ist. Auf Seite 117 haben wir bereits ausgeführt, dass Nahrungsmittel nur einer von vielen möglichen Auslösern sind. Wenn der Haut- oder RAST-Test positiv ist, so besagt dieses lediglich, dass der Körper Ihres Kindes für ein Nahrungsmittel sensibilisiert ist. Hauttests und RAST-Test sind also Suchtests.

Durch einen anschließenden gezielten Provokationstest lässt sich klären, ob die im Test gefundenen Nahrungsmittel wirklich Auslöser sind.

Eine Provokationstestung bedeutet, dass Ihr Kind eine Testmahlzeit erhält, in der das verdächtige Nahrungsmittel versteckt enthalten ist. Ihr Kind nimmt diese Testmahlzeit ein. Anschließend wird beobachtet, ob der Körper Ihres Kindes allergische Reaktionen zeigt (Hautsymptome wie Nesselfieber, Hautverschlechterung oder allgemeine Reaktion). Es ist wichtig, dass Sie, Ihr Kind und der Arzt bei einer solchen Provokationstestung erst hinterher erfahren, welches Nahrungsmittel getestet worden ist. Nur dann kann dieser Test richtig ausgewertet werden, da sonst durch die Erwartungshaltung bei Ihnen, Ihrem Kind oder dem Arzt eine Beeinflussung der Testergebnisse erfolgen kann.

Bei einer Provokationstestung untersucht man die Nahrungsmittel, die bei der Hauttestung oder RAST-Testung positiv waren. Nur 30-40% dieser Provokationstestungen sind positiv. Meist ist es nur ein, selten sind es 2 oder noch seltener mehr Nahrungsmittel, die im Provokationstest positiv sind. Dies bedeutet, dass nur im Falle einer positiven Reaktion auch wirklich eine Änderung der Ernährung Ihres Kindes erfolgen muss.

Folgende Nahrungsmittel verursachen häufig positive Haut- und Provokationstests: Milch, Ei, Soja, Weizen. Diese Nahrungsmittel sind sehr weit verbreitet und dadurch für Sie und für Ihr Kind oft schwer erkennbar.

Zur Vorbereitung für eine Provokationstestung ist ein völliges Meiden des zu untersuchenden Allergens für 10-14 Tage notwendig. Nach dieser Pause kann es bei der Provokation zu einer ungewohnten, stärkeren Reaktion bis hin zu einem – allerdings sehr seltenen – allergischen Schock kommen. Sie sollten deswegen nie Provokationstests ohne ärztliche Aufsicht, also nur in einer Praxis oder Klinik durchführen, um Ihr Kind nicht unnötig zu gefährden.

Hautbefund

Sie werden immer wieder festgestellt haben, dass es für Sie als Eltern sehr schwierig ist dem Arzt die Symptome und Hautveränderungen zu beschreiben, die Ihr Kind immer dann hat, wenn es vom Arzt nicht gesehen wird. Noch schwieriger wird es, wenn man die Ausbreitung und die Stärke der Hautveränderung genau beschreiben soll. Ärzte benutzen zur Beschreibung der Symptome ganz bestimmte Kriterien, die dann in Punkten ausgedrückt werden. Diese Punktesumme heißt „SCORAD-Score". Dieser SCORAD wird europaweit einheitlich benutzt.

In die SCORAD-Bewertung gehen folgende Punkte ein: A) das Ausmaß der Hautveränderungen, also die Hautfläche, die verändert ist durch Symptome der Neurodermitis. B) die Art und Ausprägung der Veränderung. Hierzu gehören Rötung, Knötchenbildung, Nässen, Krustenbildung, Hautverletzungen, Geschwüre, Kratzspuren, Vergröberung der Hautleisten, Verdickung oder Verdünnung der Haut und auch Trockenheit der Haut. C) Als subjektive Symptome das Ausmaß zum einen des Juckreizes und zum anderen der Schlafbeeinträchtigung, gewertet für die letzten 3 Tage/Nächte.

Hautdetektiv

Ziel jeder Behandlung ist eine Beeinflussung von Hautveränderung, insbesondere von Juckreiz zu einem so frühen Zeitpunkt, dass es nicht zu einer weiteren Verschlechterung kommt und Ihr Kind mit Ihrer elterlichen Hilfe möglichst selbständig schon die beginnenden Verschlechterungen abfängt. Dazu ist eine gute Selbsteinschätzung nötig, der sogenannte „Hautdetektiv". Der Hautdetektiv ist natürlich etwas, was Sie und Ihr Kind erst einmal lernen müssen. Dazu ist es wichtig die Frühveränderungen, wie sie im Kinderteil (siehe Seite 32ff.) beschrieben sind, zu kennen und dann auch wahrzunehmen bzw. erkennen zu können. Sie können dieses vergleichen z.B. mit der Blutzuckermessung bei Diabetes mellitus oder aber auch dem Wahrnehmungstraining für erste beginnende Asthmabeschwerden (der „Lungendetektiv"). Auf der folgenden Seite ist ein Trainingsblatt abgebildet, das den Hautdetektiv und auch die Möglichkeiten des Umgehens mit den verschiedenen Hautveränderungen erfasst.
Zu Einzelheiten des Hautdetektivs siehe Seite 61ff.)

Hautdetektiv Wochenplan:

Wie war mein Tag/meine Nacht heute? (Gesicht ausmalen)

Wie war meine Haut heute?

Wie bei gelb (Stufe 2)?
Wie bei rot (Stufe 3)?

Male mit den entsprechenden Farben die Stellen im Körperbild.

Welche Schätze gegen Juckreiz habe ich heute tagsüber/nachts ausprobiert?

? eigene Ideen
Entspannen
Eincremen
Ablenkung
✳ trockene Kälte
nasse Kälte

+ geholfen
▯ nicht geholfen
◯ nicht probiert

	1. Tag	2. Tag	3. Tag	4. Tag	5. Tag	6. Tag	7. Tag

Behandlung

Aus der Darstellung der verschiedenen Formen, Symptome und Auslöser der Neurodermitis ergibt sich, dass es nicht eine einzige richtige Behandlung geben kann. Wir möchten ausdrücklich betonen, dass es eine Heilung der Neurodermitis bislang nicht gibt, auch nicht durch Diät. Eine sinnvolle Neurodermitisbehandlung baut auf Ihren elterlichen Erfahrungen, auf den Beobachtungen Ihres Kindes und auf den zusätzlichen ärztlichen Erfahrungen auf. Sie wird individuell auf Ihr Kind abgestimmt, überprüft, ggf. ergänzt und erweitert.

Allgemeine Ernährung

Eine einheitliche Diätempfehlung existiert nicht. Zu jeder dieser pauschalen „Wunder"-Diätempfehlungen gibt es eine gegenteilige Aussage einer anderen „Schule".
Pauschaldiäten sind häufig sehr einseitig und können dazu führen, dass Ihr Kind in schwerste Mangelzustände und bedrohliche Krisen geraten kann. Je jünger ein Kind ist, desto gefährlicher sind derartige Empfehlungen. Jede diätetische Empfehlung muss zudem von einer sorgfältigen Ernährungs-/Diätberatung begleitet werden, um einen Ausgleich für diejenigen Nahrungsmittel zu berücksichtigen, die in der jeweiligen Diät fehlen.
Ungezielte Nahrungsempfehlungen für das Säuglingsalter, wie die so genannte Vollwertkost (also alle niedrig ausgemahlenen Getreidesorten), können eventuell neue Allergien herbeiführen. Gerade im ersten Lebensjahr werden die Fremdeiweiße (aus Nahrungsmitteln) sehr viel stärker und dabei weniger gut verdaut über die Darmschleimhaut aufgenommen als im späteren Leben. Eine normale Beikost ist wie bei allen anderen Babys ab dem 5. Lebensmonat möglich.
Das häufig in Pauschaldiäten empfohlene Meiden von Fleisch (Geflügel, Rinder- oder Schweinefleisch) ist dage-

125

gen nur in wirklich nachgewiesenen, extrem seltenen Fällen einer Fleischallergie notwendig.

Sie haben wahrscheinlich, wie viele andere Eltern, die Erfahrung gemacht, dass Juckreiz durch reichlichen Genuss von Süßigkeiten und Zitrusfrüchten ausgelöst werden kann. Diese Nahrungsmittel sollten dann gemieden bzw. nur in geringen Mengen gegessen werden, wenn Sie wirklich eine derartige Reaktion beobachtet haben: Einige Kinder vertragen überhaupt keine Zitrusfrüchte, während andere Kinder durchaus einige Stücke oder auch einige Apfelsinen essen können, ohne dass es zu einer Verschlechterung der Haut kommt. Auch hier gilt der Grundsatz: keine unnötige Einschränkung.

Senkung unspezifischer Reize

Da viele unspezifische Auslöser die Haut verschlechtern, sollte die Umgebung des Kindes entsprechend geändert werden. Hierzu gehört ein möglichst staubarmes Milieu. Es ist wichtig, den Teppichboden zumindest im Kinderzimmer zu entfernen, damit keine mechanische Reizung der Haut beim Spielen auf dem Fußboden entsteht, insbesondere beim Kleinkind.

Beim Wäschewaschen empfiehlt es sich, milde Mehrkomponentenwaschmittel zu verwenden, diese von der Menge her minimal einzusetzen und in der Regel auf den Zusatz von Weichspülern zu verzichten. Notfalls sind zusätzliche Spülgänge einzuschalten.

Wollfäden und ein Teil der Synthetikfasern sind durch die Mikroverletzungen der Haut Juckreiz auslösend, können zudem (bei einigen Synthetikfasern) ein Schwitzen fördern. Sie sollten gemieden werden. Dies gilt auch für Kontakte zur Kleidung der Eltern. Im direkten Hautkontakt empfiehlt sich Baumwolle oder Seide. Wildseide ist wiederum Allergie auslösend, also nicht sinnvoll. Viskose und Mikrofasern sind problemlos.

Unterwäsche sollte Ihr Kind auf „links" anziehen, um eventuell Scheuern der Nähte auf der empfindlichen Haut zu vermeiden. Schilder sollten aus der Kleidung entfernt werden.

Bei der Fußbekleidung empfiehlt es sich, auf Synthetikmaterial (Turnschuhe) zu verzichten und atmungsaktive Schuhe aus Leder oder Leinen zu verwenden und möglichst nur Baumwollstrümpfe zu tragen. Die Schlaftemperatur sollte nicht über 16 °C, die Wohntemperatur nicht über 20 °C betragen.

Eine hohe Rauchbelastung der Räume kann ebenso wie eine hohe Formaldehyd-Konzentration direkt die Haut reizen und zudem die Entwicklung eines Asthma bronchiale begünstigen. Aus diesem Grunde sollten diese Belastungen bei Ihrem Kind vermieden werden.

Verringerung der Allergenbelastung

Da Tierhaare bei einer Allergieveranlagung sehr häufig zu neuen Sensibilisierungen führen können (manchmal erst nach einem längeren Kontakt über Monate oder Jahre), sollte auf eine Tierhaltung (außer Aquarium) im Wohnbereich, insbesondere aber im Schlafbereich verzichtet werden. Die Tierschuppen sind zudem ein hervorragendes Futter für die Hausstaubmilben. Wenn Sie noch keine Tiere haben, so sollten Sie sich eine Anschaffung gründlich überlegen.

Eine spezielle Vermeidungsstrategie betrifft die Hausstaubmilben. Bei der Neurodermitis liegt u. a. oft eine verzögerte allergische Reaktion auf den Kot dieser Milben vor. Die Reaktion tritt erst nach 2-3 Tagen auf. Sie ist mit entsprechenden Untersuchungen bei vielen Kindern nachweisbar, meist aber für Sie als Eltern nicht zu erkennen. Sollte Ihr Kind eine Milbensensibilisierung haben, so sind die anschließend empfohlenen Maßnahmen sinnvoll. Im Einzelnen empfehlen sich folgende Maßnahmen:

Elternteil

Im Schlafzimmer und Spielbereich des Patienten

1. Beim Material der Matratze sollte Rosshaar, Baumwolle, Kapok, Seegras gemieden werden. Für die Oberbetten sind Daunen, Federbetten, Schafwolle, Kamelhaar, Tierfelle ebenfalls zu meiden.
   Tagsüber empfiehlt es sich, die Matratze ausgiebig zu lüften, das Oberbett sollte nicht auf der Matratze liegen bleiben. Matratzenbezug absaugen, Bezugpflege nach Angabe des Herstellers. Für die Bezüge der Bettwäsche ist Leinen oder glatte Baumwolle (nicht Frottee, nicht Biberwäsche) zu wählen.
2. Als Alternative bieten sich Polyurethanüberzüge oder Bezüge aus Mikrofasergewebe an. Preis dieser Hüllen ca. 100 €. Einige Krankenkassen beteiligen sich auf Antrag freiwillig an den Kosten.
3. Die Bettwäsche sollte wöchentlich gewechselt werden, möglichst bei 95 °C, mindestens jedoch 60 °C waschen. Die Inletts sollten mindestens bei 60 °C einmal alle 8-12 Wochen gewaschen werden.
   Befinden sich im Schlafzimmer des Patienten weitere Betten, so sollten diese auf die gleiche Weise ausgestattet sein. Falls das nicht möglich ist, sind die Betten so weit wie möglich vom Bett des Patienten zu entfernen.
4. Kuscheltiere dürfen nur im Kinderzimmer verbleiben, sofern sie bei mindestens 60 °C waschbar sind. Außerdem empfiehlt es sich, die Kuscheltiere für 10 Minuten in einem Trockner bei 90-100 °C zu trocknen. Im Gefrierfach müssen die Kuscheltiere bei höchstens minus 26° für mindestens einen Tag verbleiben und zudem noch gewaschen werden.
5. Keine Topfblumen im Schlafzimmer. Kein Luftbefeuchter.
6. Möglichst glatter Fußboden (Holz, Linoleum, Fliesen). Das Entfernen von Milben aus Teppichböden ist auch durch intensives Staubsaugen nicht ausreichend möglich.
7. Wichtig ist, dass auch Ihr elterliches Bett milbenarm ist, sofern Ihr Kind regelmäßig bei Ihnen schlafen sollte.

128

*In der ganzen Wohnung, zusätzlich natürlich auch im Schlaf-
und Spielbereich:*

1. Gardinen und Vorhänge sollten aus leicht waschbarem
   Material bestehen.
2. Bei Polstermöbeln und -kissen sind Kunststoff-Füllungen
   und glatte Bezüge zu bevorzugen. Von sehr alten Polstermöbeln sollte man sich trennen oder sie neu polstern.
3. Das Saubermachen hat durch feuchtes Wischen zu erfolgen. Bettenmachen, Teppichklopfen und ähnliche Tätig-
   keiten, bei denen es zu starker Staubentwicklung kommt,
   dürfen nicht vom Patienten ausgeführt werden.
4. Das Halten von Haustieren in der Wohnung sollte vermieden werden.
5. Sämtliche Heizungen sind vor Beginn der Heizperiode
   von Staub zu befreien.
6. E-Speicherheizungen dürfen nur ohne Gebläse benutzt
   werden, anderenfalls sind sie zu entfernen. Das Gleiche
   gilt für Kohleöfen (Ersatz: Ölradiatoren).
7. ACAROSAN hat keinen besseren Effekt als gründliches
   Reinigen. Beim Einsatz für die Matratze bewirkt es überhaupt keine entscheidende Milbenverringerung. Mögliche Nebenwirkungen beim Langzeiteinsatz sind noch
   nicht ausreichend erforscht. Zurzeit wird ACAROSAN
   von uns deswegen nicht empfohlen.

Vorgehen bei nachgewiesener Nahrungsmittelallergie

Der positive Provokationstest (Siehe Diagnostik, Seite 121)
ist Voraussetzung für eine notwendige Kosteinschränkung.
Bei zweifelhaften Provokationsergebnissen muss dieser unbedingt wiederholt werden. Vor längeren Änderungen der
Ernährung, die ja meist die gesamte Familie betreffen, ist
im Interesse aller eine exakte Klärung zu fordern.
Sollte Ihr Kind eine durch Provokation nachgewiesene
Nahrungsmittelallergie haben, so kann der Versuch einer
oralen Toleranzstimulierung durchgeführt werden. Mit
dieser Behandlung kann der Körper an Nahrungsmittel ge-

wöhnt, eine Verträglichkeit bei einem Großteil der Kinder erreicht werden. Diese Behandlung sollte nur unter ärztlicher Aufsicht erfolgen, auch wenn sie risikoarm ist. Bei den meisten Kindern kann durch diese Behandlung erreicht werden, dass eine Kosteinschränkung nicht mehr notwendig ist. Auf Wunsch stellen wir nähere Informationen zur Verfügung.

Sollte Ihr Kind nur eine Unverträglichkeit auf leicht vermeidbare Nahrungsmittel haben, so kann auch für eine Zeit von 1-2 Jahren abgewartet werden. Häufig ist dann die Unverträglichkeit nicht mehr vorhanden. Diese natürliche Verträglichkeitsentwicklung sollte dann allerdings über eine entsprechende Testung überprüft werden.

Allgemeine Hautpflege

Wie auf Seite 114 ausgeführt, liegt der Neurodermitis Ihres Kindes auch ein gestörter Wasser- und Fetthaushalt der Haut zugrunde. Sie sollten deshalb beim Baden oder Duschen über gezielte Zusätze für eine Rückfettung sorgen. Normale Seifen und Badezusätze sollten Sie wegen der Entfettung der Haut meiden. Stattdessen empfehlen sich spezielle ph-neutrale Seifen und rückfettende Badezusätze. Die meisten Basispflegesalben verfolgen das gleiche Ziel. Ihnen sind häufig noch Pflanzenextrakte oder einfache chemische Pflegesubstanzen (wie z.B. Harnstoff, entzündungslindernde Substanzen) zugesetzt.

Sie können durch sorgfältiges Beobachten herausfinden, welcher Badezusatz und welche Salbe für die Basispflege bei Ihrem Kind sinnvoll sind. So wie jedes Kind ein unterschiedliches Auslöserspektrum hat, so reagiert es auch unterschiedlich auf verschiedene externe Mittel. Es gibt auch in diesem Bereich nicht die eine Wundersalbe oder das allein helfende Bademittel.

Sie sollten den Badezusatz nicht öfter als einmal im Monat wechseln, sonst können Sie selber den Effekt nicht beurteilen. In der Regel ist ein 2-3 x pro Woche durchgeführtes Bad von ca. 10 Minuten bei 35° C bis 36°C sinnvoll. Bei ei-

Elternteil

nigen Kindern kann sogar ein tägliches Baden günstig sein. Nach jedem Bad sollte Ihr Kind kurz kalt abgeduscht werden.

Bei den Salben ist ein Wechsel höchstens einmal in der Woche sinnvoll, um zu einer sorgfältigen Beurteilung zu kommen. Dies können Sie sich dadurch erleichtern, dass Sie einen „Halbseitenversuch" durchführen: Auf der einen Körperhälfte (z.B. rechtes Bein, rechter Arm) wenden Sie eine Salbe zur Pflege an, die Sie in ihrer Wirkung schon kennen. Auf der anderen Körperhälfte wird dann die neue Salbe eingesetzt. Sie können so selbst einen Salbenvergleich durchführen. Eine Beurteilung ist nach etwa 5-7 Tagen möglich.

Ein schnellerer Wechsel der Salbe ist nur dann notwendig, wenn es zu einer erheblichen Verschlechterung der Haut kommen sollte. Eine vorübergehende Rötung ist nicht unbedingt eine Verschlechterung, sondern kann durch die Abschilferung der Hautschuppen eintreten.

Fertigen Sie sich von allen Bädern und Salben ein genaues Protokoll an über die Wirkungsweise („hilft", „verschlechtert", „keinerlei Wirkung"), damit bei späteren Rezepturen unnötige Misserfolge vermieden werden (siehe Seite 171).

Leider sind praktisch alle Badezusätze und auch Basis-Pflegesalben von einer ärztlichen Rezeptur ausgeschlossen. Nur selten übernehmen Kassen bei nachgewiesener Wirksamkeit im Einzelfall diese Mittel. Bitte klären Sie dies vorab mit Ihrem Arzt und vor allem Ihrer Krankenkasse.

Bitte seien Sie sehr kritisch mit angeblichen Wundersalben. Dies gilt natürlich auch für Badezusätze. Sehr häufig werden Wunderheilungen dann versprochen, wenn in einem Bad oder insbesondere in einer Salbe Kortison enthalten ist, ohne dass es deklariert wird. In der Vergangenheit ist dies häufig geschehen. Die deutschen Gesetze werden dabei dadurch umgangen, dass das Kortison, das auch in tierischen Fetten (z.B. Nerz, Murmeltiere) enthalten ist, daraus gewonnen und in die Salben eingearbeitet wird. Oder aber kortisonhaltige Salben werden aus dem Ausland importiert und unterliegen somit nicht den deutschen Arzneimittelgesetzen.

131

Training der Hautgefäßregulation

Die gestörte Gefäßregulation kann positiv beeinflusst werden durch ein Training der kleinsten Hautgefäße (Kapillaren). Wechselduschen können Sie zusammen mit Ihrem Kind täglich selbst durchführen, wobei ein mehrfacher Wechsel zwischen warm und kalt erfolgen sollte. Wechselduschen sind zu dem vor und nach jedem Hallen-/ Schwimmbadbesuch zu empfehlen.
Der Saunabesuch trainiert in ähnlicher Weise die Hautgefäße (max. 1 x pro Woche). Beim Saunieren sollten Sie auf Aufgüsse verzichten. Diese haben einen eher ungünstigen Effekt auf die Haut. Nach dem letzten Saunagang sollte eine Hautpflege (Lotion oder Salbe) vorgenommen werden. Im Allgemeinen können Kinder, auch Kleinkinder, problemlos saunieren. Dadurch senken Sie zudem die Erkältungsinfekte Ihres Kindes. Natürlich ist es nicht sinnvoll bei einer akuten Verschlechterung oder einer Infektion der Haut in die Sauna zu gehen.

Hautverschlechterung

Vorgehen im Einzelnen bei Hautverschlechterung siehe Stufenplan (siehe Seite 135).
Auch Antihistaminika können sinnvoll sein (siehe Seite 135).

Kortison

Kortison ist ein lebensnotwendiges Hormon, das jeder Mensch in seinen Nebennieren produziert. Ohne Kortison kann der Mensch nicht überleben. Kortison ist also nicht grundsätzlich schädlich!
Kortison wirkt hauptsächlich entzündungshemmend. Leider hat das Kortison beim Langzeiteinsatz auf der Haut unangenehme Nebenwirkungen. Sie bestehen in einer Verdünnung der Haut, der Entwicklung einer Akne, in ver-

mehrter Haarbildung und Veränderung der kleinsten Hautgefäße. Es kann oft zu Gewebsrissen (Striae) kommen. In bestimmten Bereichen ist das Risiko erhöht (z.B. Gesicht, Genitalbereich).

Kinder können zudem das Kortison über die Haut sehr gut aufnehmen (je jünger desto leichter), so dass die Gefahr von Nebenwirkungen auf den übrigen Körper besteht. Sie bestehen in einer Beeinflussung der körpereigenen Hormonregulation, in einer Unterdrückung des Immunsystems. Bei längerer Anwendung führen Kortisonsalben eventuell zu solchen Nebenwirkungen, als hätte Ihr Kind eine Kortisontablettenbehandlung bekommen. Dabei entwickeln sich Entkalkungen des Knochens, Stammfettsucht, Wachstumshemmungen und eine Veränderung der Stimmlage.

Kortisonhaltige Salben können die Neurodermitis nicht dauerhaft heilen, sondern führen über die Hemmung der Entzündung zu einer deutlichen Linderung. Dies wird im akuten Schub genutzt. Die Linderung hält so lange an, wie die kortisonhaltigen Salben eingesetzt werden. Auch nach ihrem Absetzen kann die Haut durchaus für lange Zeit deutlich gebessert bleiben.

Was ergibt sich aus diesen geschilderten Risiken?

Sie sollten zusammen mit Ihrem Arzt versuchen, in der Langzeitpflege möglichst ohne kortisonhaltige Salben auszukommen. In aller Regel gelingt dies durch sorgfältige Klärung der Auslöser und einen gezielten Einsatz der verschiedenen Salben und Bäder. Bei einem schwerwiegenden Verlauf der Neurodermitis kann es unter Abwägung der Risiken durchaus sinnvoll und notwendig sein, dass milde kortisonhaltige Salben mit zum Einsatz kommen.

Im Rahmen einer Schubbehandlung (also auf Stufe 3, s.S. 149) ist der kurzzeitige Einsatz kortisonhaltiger Salben unproblematisch und kann für 3-5 Tage (nur in Ausnahmefällen öfter als einmal am Tag) erfolgen. Selten ist auch ein längerer Einsatz notwendig. Sofern kortisonhaltige Salben im Schub eingesetzt werden, sollten Sie nicht die anderen bewährten Maßnahmen der Dauerpflege unterlassen. Wenn Sie den Eindruck haben, dass die Notwendigkeit des

Kortisonsalben-Einsatzes zu häufig ist bzw. zunimmt, nehmen Sie bitte unbedingt Rücksprache mit Ihrem behandelnden Arzt, damit geklärt werden kann, ob neue, bisher unerkannte Auslöser die Verschlechterung bewirken.

Der Einsatz von Kortison-Tabletten für einen Neurodermitisschub ist praktisch nie notwendig, somit sind die Nebenwirkungen einer Kortison-Tablettenbehandlung grundsätzlich vermeidbar.

Beeinflussung des Immunsystems: „Immunmodulation".

Pimecrolimus und Tacrolimus sind Substanzen, die ähnlich wie eine kortisonhaltige Salbe die Entzündung der Haut dämpfen. Diese Substanzen gelangen nicht so tief in die Haut wie Kortison, haben also nicht die Nebenwirkungen auf Gefäße und Bindegewebe, somit auch nicht die Nebenwirkungen wie kortisonhaltige Salben.

Pimecrolimus und Tacrolimus sind nur auf Stufe 3 zugelassen, wenn Kortison entweder sehr häufig oder immer wiederkehrend gegeben werden muss. Sie sind keine Medikamente für die Stufe 2 (s. Seite 148).

Tacrolimus (als 0,03 %-ige Salbe) sowie Pimecrolimus (eine Creme) können dann zum Einsatz kommen, wenn bei Ihrem Kind sehr häufig Schübe auftreten, sehr oft oder sehr langwierige kortisonhaltige Salben eingesetzt werden müssen, oder auch in den kritischen Hautbereichen (z.B. Gesicht, Genitalbereich). Bei häufigen Rezidiven oder sehr starkem Juckreiz bei wenig betroffener Haut können sie evtl. auch direkt als erste Salbe zum Einsatz kommen. Die Immunmodulatoren sind also, wie das Kortison, Medikamente der Stufe 3 (s. S. 149). Diese Salben werden üblicher Weise einmal abends aufgetragen. Über Hautstellen, die mit diesen Immunmodulatoren behandelt werden, sollten keine Verbände gemacht werden. Eine direkte Einwirkung von UV-Licht ist zu vermeiden oder durch einen geeigneten Sonnenschutz (am besten Kleidung) zu reduzieren. Bisher ist nicht bekannt, ob es durch das Zusammentreffen dieser Salben mit UV-Licht nicht doch langfristig Nebenwirkungen geben könnte.

Diese beiden Substanzen sind für Kinder erst ab dem 3. Lebensjahr zugelassen. Nach den bisherigen Erfahrungen (in Deutschland sind diese Produkte seit etwa 2004 erhältlich) gibt es keine besonderen Nebenwirkungsprobleme. Da aber die kortisonhaltigen Salben bereits seit 50 Jahren bekannt sind und man deren Nutzen und Risikoprofil sehr genau kennt, sollte in einem akuten Schub immer zunächst mit einer kortisonhaltigen Salbe gearbeitet werden.

Es gibt noch weitere Immunmodulatoren, die aber nur dann zum Einsatz kommen, wenn eine extrem schwere Neurodermitis vorliegt und alle anderen Behandlungsmöglichkeiten ausgeschöpft sind. Diese Situationen sind zum Glück sehr selten und müssen dann im Einzelnen von Ihrem Arzt mit Ihnen besprochen werden."

Es ist zu hoffen, dass viele weitere neue, besser wirksame, nebenwirkungsärmere Lokaltherapeutika gefunden werden können.

Juckreizstillende Medikamente

Da Histamin eine der wichtigsten juckreizauslösenden Substanzen ist, liegt es nahe, den Einsatz von Medikamenten zu überlegen, die das Histamin hemmen. Es handelt sich um die so genannten Antihistaminika. Wenn sich durch Salben- und Bäderbehandlung sowie Entspannungstechniken und andere Maßnahmen der quälende Juckreiz nicht verringert, ist ein gezielter zusätzlicher Einsatz von Antihistaminika sowohl für die Schubbehandlung als auch unter Umständen in der Dauerbehandlung sinnvoll.

Diese Medikamentengruppe kann sich nachteilig auswirken, z.B. in Appetitsteigerung, Müdigkeit, Konzentrationsschwäche und selten Nebenwirkungen auf Blutbild und Leberwerte sowie den Herzrhythmus. Zudem ist bei regelmäßiger Einnahme oft ein Nachlassen der juckreizlindernden Wirkung feststellbar. Der Müdigkeitseffekt kann bei abendlicher Einnahme genutzt werden, damit Ihr Kind trotz Juckreiz einschläft.

135

Insgesamt möchten wir einen zurückhaltenden und nur gezielten Einsatz dieser Medikamentengruppe vorschlagen.

UVA-Bestrahlung

Viele Kinder erleben eine Besserung der Neurodermitis im Sommer, bei natürlicher Sonneneinstrahlung. Aus dieser Erfahrung heraus wurde die Hautbehandlung mit ultraviolettem Licht aus dem A-Spektrum entwickelt. Da aber auch unklar ist, wie sich das UVA-Licht dieser Behandlung im späteren Leben auf die Haut Ihres Kindes auswirkt, wird zurzeit empfohlen, eine UVA-Bestrahlung bei Kindern – wenn überhaupt – erst ab dem 13. Lebensjahr einzusetzen. Nicht alle Kinder reagieren auf eine Lampenbehandlung positiv. Die UVA-Lampenbehandlung führt zu einer leichten Austrocknung der Haut, so dass direkt nach der Lampenbehandlung die Haut mit Salben gepflegt werden muss.

Gamma-Linolensäure

Ausgehend von neueren Untersuchungen über einen Mangel der ungesättigten Fettsäuren in den Stoffwechselprozessen der erkrankten Haut kann eine Behandlung mit hohen Dosen dieser Fettsäuren, die z.B. in Muttermilch oder in Nachtkerzenöl bzw. Borretschöl enthalten sind, empfohlen werden. Die Gamma-Linolensäure entfaltet ihre Wirkung über einen Einbau in die immunologischen Vorgänge der Zellwände.

Bei einigen Kindern mindert sich zwar der Juckreiz nach Einnahme dieser Fettsäuren. Insgesamt ist diese Behandlung leider so wenig Erfolg versprechend, dass sie nicht mehr empfohlen wird. An Nebenwirkungen kann es selten einmal zu durchfälligen oder auch weichen Stühlen kommen.

Gamma-Linolensäure ist auch in vielen Salben enthalten. Bisher ist nicht eindeutig klar, ob dieser Salbenzusatz einen zusätzlichen günstigen Effekt auf die Haut hat.

Behandlung von Hautinfektionen

Bakterielle Infektionen sind sehr häufig Ursache von Schüben oder auch von einer Ausbreitung der Hautveränderung über den gesamten Körper. Solange die bakterielle Infektion örtlich begrenzt ist, kann eine Lokalbehandlung mit einer antibiotikumhaltigen Salbe sowie einer Farbstofflösung sinnvoll sein. Es sollten nur Antibiotika eingesetzt werden, die für andere Erkrankungen als Tabletten- oder Spritzenform nicht eingesetzt werden (Risiko der Entwicklung einer Resistenz auf dieses Mittel).

Sobald es zu einer Streuung kommt, reicht die örtliche Behandlung mit antibiotikumhaltigen Salben nicht mehr aus. Es müssen zusätzlich Antibiotika eingenommen werden. Diese Behandlung ist in der Regel erst nach etwa 2 Wochen erfolgreich.

Bei viralen Infektionen gibt es sehr wenige Möglichkeiten der Behandlung. Nur bei einer Infektion mit Herpes-Viren besteht die Möglichkeit einer Behandlung mit Aciclovir (als Salbe oder als Tablette). Die Molluscen (Dellwarzen) heilen in aller Regel von selbst aus. Nur selten ist der Befall so ausgedehnt, dass sie entfernt werden müssen.

Bei einem Pilzbefall muss die normale Basisbehandlung um eine Pilzsalbe ergänzt werden. Tabletten oder Spritzen sind in aller Regel nicht notwendig.

Hyposensibilisierungen mit Pollen oder Milben

Bei der Hyposensibilisierung handelt es sich um eine Therapieform, die zu einer Verringerung der überschießenden allergischen Reaktion bei Allergenkontakt führen soll. Die Behandlung wird mit kleinsten Mengen des auslösenden Allergens durchgeführt. Die Dosierungsschritte werden vorsichtig unter ärztlicher Kontrolle gesteigert.

Die Reaktionen einer Neurodermitishaut auf eine Hyposensibilisierung mit Pollen- oder Milbenextrakten ist nicht vorhersehbar, gleichgültig ob die Hyposensibilisierung wegen der Neurodermitis oder wegen einer gleichzeitig beste-

137

henden Nasen- oder Asthmasymptomatik erfolgt. Auch hier gilt, dass jedes Kind anders reagiert. Es ist durchaus möglich, dass durch eine Hyposensibilisierung eine Besserung der Haut eintritt. Eine Hyposensibilisierung mit Pollen und/oder Milben bei alleiniger Neurodermitis ist nach derzeitiger Erkenntnis nicht sinnvoll.

Sport/Baden/Schwimmen

Zwar besteht bei der Neurodermitis eine unzureichende Fettverteilung auf der Haut, die durch eine fehlerhafte Schweißproduktion bedingt ist. Das sportlich ausgelöste Schwitzen behebt jedoch nicht diesen Mangel der Fettverteilung, sondern führt zur Auslösung eines Juckreizes. Dieser wird hervorgerufen durch die Überwärmung und die gestörte Gefäßregulation, wie auch durch die direkte Schweißeinwirkung auf die Haut.

Ihr Kind sollte sich nach sportlichen Betätigungen abduschen, möglichst mit Wechselduschen, und anschließend die Haut mit einer Basissalbe pflegen. In Sportpausen sollte die Haut sorgfältig abgetupft und dadurch von Schweiß befreit werden.

Prinzipiell ist der Besuch von Hallenbädern/Schwimmbädern möglich. In aller Regel ist die Chlorkonzentration nicht so hoch, dass es zu einer Hautverschlechterung kommt. Da die Chlorkonzentration der Bäder teilweise sehr unterschiedlich ist, sollten Sie Ihre eigenen Erfahrungen mit den Bädern machen. Auch im Zusammenhang mit dem Baden/Schwimmen ist die Wechseldusche eine gute Unterstützung. Nach der abschließenden Wechseldusche empfiehlt sich ein sorgfältiges Abtrocknen und Eincremen der Haut. Mit diesen Maßnahmen kann in aller Regel ein normaler Schwimmbadbesuch gewährleistet werden.

Die häufig zu hörende Empfehlung, dass Kinder mit Neurodermitis grundsätzlich Wasserkontakt meiden sollen, ist deswegen nicht stimmig, weil die Haut bei Neurodermitis eher zu trocken ist, an einem Wassermangel leidet und nur die Entfettung der Haut das Problem darstellt.

Juckreiz/Kratzen

Wenn bei Ihrem Kind ein starker Juckreiz auftritt, muss nicht unbedingt ein Schub vorliegen. Trotzdem sind die Maßnahmen, die schon beim Neurodermitisschub besprochen worden sind, sinnvoll. Dazu gehören Entspannungstechniken, spielerisches Ablenken, Kälteanwendung und Umschläge. Unter Umständen ist auch ein Wechsel des Bades oder der Salbe notwendig, um den allgemeinen Juckreiz zu lindern. Wenn Sie die Salben im Kühlschrank lagern, wirken sie ebenfalls kühlend und Juckreiz mindernd. Gleichwohl geling es häufig nicht, den Juckreiz mit diesen Maßnahmen zu beseitigen. Kratzen ist die normale Antwort des Körpers auf einen solchen Juckreiz. Es ist sinnvoll, Alternativen zum Kratzen im Umgang mit dem Juckreiz zu entwickeln, zu üben und dann auch gezielt einzusetzen.

Um zu verhindern, dass durch die normale Reaktion des Kratzens die Haut beschädigt wird und dadurch wieder neuer Juckreiz entsteht, sollten die Fingernägel kurz gehalten werden.

Beim nächtlichen Kratzen lässt sich Ihr Kind nicht so leicht ablenken. Nächtliches Kratzen ist aber häufig nicht zu verhindern. Unter Umständen kann hier ein vorübergehender Gebrauch von Baumwollhandschuhen (ersatzweise Mullbinden) helfen. Ihr Kind kann dann rubbeln, scheuern, streicheln, ohne dass die Haut unmittelbar zerstört wird.

TIPP:
Legen Sie dünnen Baumwollstoff doppelt, die Hand des Kindes drauflegen, großzügig nachzeichnen, ausschneiden, zusammennähen und mit Bändern versehen.

Neurodermitisanzüge

Seit einigen Jahren gibt es Neurodermitisanzüge aus Baumwolle, Mikrofaser oder Seide, evt. auch mit Silber beschichtet für das Säuglingsalter, aber auch für Kinder, Jugendli-

139

che und Erwachsene. Diese Anzüge sind besonders für die Nacht geeignet: Es wird durch das Gewebe hindurch sehr schnell der Schweiß von der Haut weg transportiert, so dass Schwitzen keine Juckreizauslösung mehr nach sich zieht. Außerdem sind die Stoffe so weich, dass ein Reiben/ Schubbern nicht zu einer Hautverletzung führt. Die Silberschicht bremst das Wachstum von Bakterien; leider sind diese Materialien sehr teuer.

Einige gesetzliche Krankenversicherungen geben einen Zuschuss für derartige Anzüge. Sie sollten mit Ihrem Arzt Rücksprache nehmen, welcher Neurodermitisanzug für Ihr Kind geeignet sein kann.

Impfungen bei Neurodermitis

Es gibt bisher keine Untersuchungen, die belegen, dass die für Ihr Kind erforderlichen Impfungen gegen Kinderkrankheiten sich nachteilig auf die Neurodermitis auswirken. Im Zusammenhang mit einer Impfreaktion (Temperatur über einige Tage) kann es natürlich zu einer kurzen, jedoch nie langanhaltenden leichten Verschlechterung kommen. Das Risiko dieser leichten Nebenwirkungen wird deutlich aufgewogen durch den Nutzen der Schutzimpfungen.

Juckreiz und Kratzen –
Hilfen ohne Medikamente

Wie auf Seite 107 beschrieben, hat die Haut auch soziale Aufgaben. Die Beziehung zwischen Kind und Eltern entwickelt sich besonders in den ersten Lebensjahren über den Körperkontakt (Streicheln, Tragen, Halten, Pflegen usw.).
Kinder lernen in dieser Zeit über ihre Sinnes- und Körpererfahrung ihre Umwelt zu **erfassen** und zu **begreifen**.
Dieser natürliche Umgang mit dem Körper kann durch eine Neurodermitis erschwert werden.
Vielleicht kennen Sie Zeiten, in denen Ihr Kind sich bei körperlicher Nähe, wie z.B. Pflegen und Halten, gewehrt und Spiele eventuell ganz gemieden hat. Meist will Ihr Kind damit unangenehme Erfahrungen vermeiden.
Eine Unterstützung und Förderung von Stärken und Fähigkeiten kann ein guter Ausgleich zur erlebten Beeinträchtigung durch die Erkrankung sein.
Mit den nachfolgenden Beispielen möchten wir Ihnen Mut machen, Ihre eigenen Erfahrungen in diesen Bereichen zu machen. Sie sind nicht als „Patentrezepte" gedacht, denn die Situation und Reaktionen jedes Kindes sind verschieden!
Besonders in symptomfreien Zeiten ist der zwanglose Umgang mit Matschmaterialien eine hilfreiche Alternative zu unangenehmen erlebten Hauterfahrungen.

Hier einige Anregungen aus unseren Erfahrungen:
- Kleister ist vorwiegend ein Produkt aus Zellulose und eignet sich gut als Matschmaterial, z.B. dickflüssig angerührt auf Papier oder in der Badewanne damit matschen.
- Er ist auch gut zu kombinieren mit Farbe oder Sand. In den Kleister ein paar Tropfen Farbe mischen und damit auf großem Papier oder auf Kacheln damit malen. Hierbei ist es sinnvoll, vorher zu testen, ob Ihr Kind die betreffende Farbe verträgt (vielleicht mit einem Finger malen). Durch die Kombination mit Kleister lässt sich die Farbe sehr leicht (ohne Bürsten) von den Händen abwaschen und fühlt sich sehr geschmeidig an.

141

- Bioknete ist eine gute Alternative zu herkömmlichen Produkten und ist problemlos herzustellen (Rezept auf S. 185 des Buches).
- Malen (eventuell auf einem Spiegel) mit der eigenen Salbe/Creme kann helfen, die kindliche Abneigung gegenüber Salben abzubauen.
- Dünne Gummihandschuhe (latexfrei) können stark beanspruchte Hände schützen und den Umgang mit verschiedenen Materialien ermöglichen.

Kinder mit einer überreizten Haut reagieren oft auf Hektik und Unruhe mit verstärktem Juckreiz. Ein fester täglicher Rahmen, besonders beim Zubettgehen, kann dabei für die Kinder eine Hilfe sein. Sie finden dadurch Sicherheit und Ruhe.

Regelmäßige **Entspannungsübungen** können zusätzlich beruhigen und juckreizlindernd wirken. (Näheres zu Schlafproblemen finden Sie im nächsten Kapitel)

Bei jüngeren Kindern haben sich aus unserer Erfahrung bewährt:

- Vorlesegeschichten,
- „Fantasiereisen" eventuell mit Grundübungen aus dem autogenen Training (siehe Literaturverzeichnis),
- Ganzkörpermassagen, eventuell eingebettet in Geschichten (Beispiel finden Sie im Anhang s.S. 184)
- Schaukeln/Kuscheln in der Hängematte oder einem Tuch
- Für ältere Kinder sind ebenfalls Massagen eine angenehme Entspannungsform. Darüber hinaus können Kinder ca. ab dem 8. Lebensjahr eine Entspannungstechnik lernen, wie z.B. autogenes Training oder Muskelentspannungstraining nach Jakobson. Kinder und Jugendliche genießen jedoch oft auch das Hören von ruhiger Musik und können sich dabei gut entspannen und abschalten (im Anhang einige Interpreten von Entspannungsmusik).

Probieren Sie mit Ihrem Kind aus, was ihm gut tut, was entlastend und entspannend wirkt. Dies sind die Voraussetzungen für eine gelungene Entspannung. Eine regelmäßige Abwechslung zwischen Anspannung (belebende Aktivitä-

ten) und Entspannung kann bei der Bewältigung des Juckreizes sehr hilfreich sein.

Was können Sie darüber hinaus tun, wenn Ihr Kind kratzt?

Auch hier gibt es nicht die Lösung. So kann es in einer Situation sehr wichtig sein, das Kind bei der Suche nach Alternativen wie z.B. Kühlen, Cremen, Ablenken usw. zu unterstützen und ihm zu helfen, in der nächsten ist es aber
besser, das Kratzen völlig zu ignorieren.
Nutzen Sie kratzfreie Situationen, Ihrem Kind Aufmerksamkeit und Hautkontakt zu geben. (Hat Ihr Kind schon
angefangen zu kratzen, versuchen Sie, sich ihm in „Kratz-
pausen" oder nach dem Kratzen zuzuwenden.) Loben Sie
Ihr Kind in kratzfreien Zeiten. Zeigen Sie ihm Alternativen,
aber lassen Sie es selbst entscheiden. **Es fühlt am besten,
was ihm gut tut.**

Ignorieren Sie sein Kratzen, so gut Sie es können.
Kurzfristig kann dies eine Hautverschlechterung bewirken.
Aber langfristig führt es zu einer Entspannung im Alltag
und unterstützt dadurch die Stabilisierung der Haut.
Erfährt ein Kind durch das Kratzen immer wieder eine Ent-
lastung vom Juckreiz, anfangs durch Aufmerksamkeit,
Spielen, später auch durch die Erfüllung von Wünschen,
wird das Kratzen verstärkt.
Darüber hinaus besteht die Gefahr, dass das Kratzen ein
Kommunikationsmittel wird. „Wird eine Situation schwie-
rig, hilft Kratzen dabei als Lösung."
**Hindern Sie Ihr Kind nicht mit Zwang am Kratzen, denn
dies erzeugt neuen Druck und damit eventuell Juckreiz.
Kratzen ist eine natürliche Reaktion auf Juckreiz.**

143

Zusammenfassend sehen Sie an der folgenden Grafik (nach Wenninger, K, persönlich mitgeteilt) eine Richtschnur für den Umgang mit Kratzen:

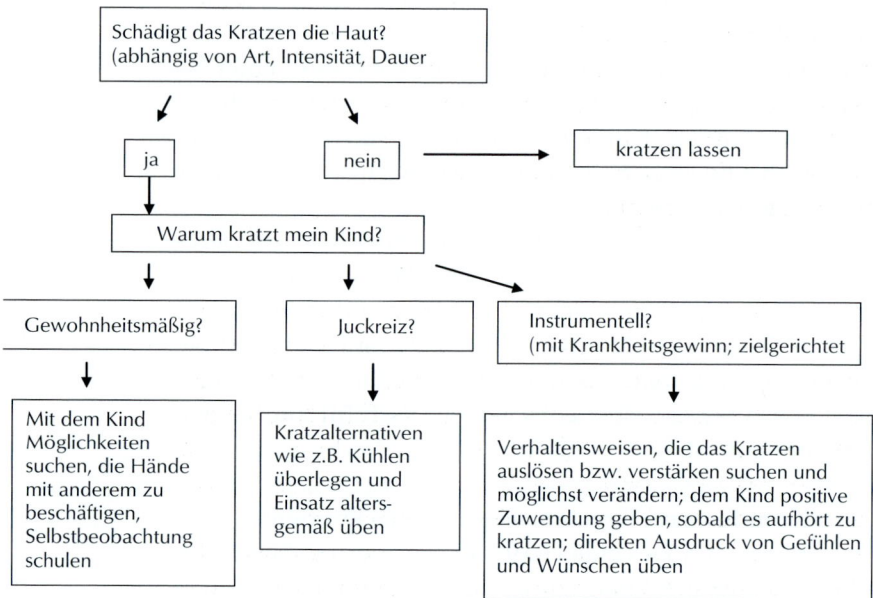

Achten Sie einmal einen ganzen Tag darauf, wie oft Sie sich bei Kratzen „ertappen". Stellen Sie sich vor, jedes Mal, wenn Sie kratzen, werden alle anderen im Raum aufmerksam. Es wird Ihnen kaum gelingen, dieses Bedürfnis zu unterdrücken.

Schlafen

Nicht selten sind besonders das Einschlafen und das Durchschlafen von der Neurodermitis beeinträchtigt.
Viele Eltern berichten, dass die Kinder vor allem nach dem ersten Tiefschlaf mit Juckreiz zu kämpfen haben und damit verbunden unruhig schlafen.

Für kleine Kinder scheint zunächst das sicherste Mittel zur Besserung der allgemeinen Nachtruhe das Schlafen im elterlichen Bett zu sein.

Untersuchungen haben jedoch gezeigt, dass regelmäßiges Schlafen der Kinder bei den Eltern sich langfristig ungünstig auf den Hautzustand auswirkt, die Hautbeschwerden zunehmen. Deshalb empfehlen wir, dass ein Kind mit Neurodermitis möglichst in seinem eigenen Bett schlafen sollte. Dies gilt vor allem, wenn die Neurodermitis, Juckreiz und Kratzen der Grund für die Schlafstörungen sind und es keine anderen Gründe gibt.

Um Schlafproblemen vorzubeugen, ist Folgendes hilfreich:
- Achten Sie darauf, dass der Tag ruhig endet: direkt vor dem Zu-Bett-Gehen nur noch eine ruhige Aktivität, eine Bettgeschichte und/oder kurzes Gespräch („Worüber habe ich mich heute gefreut, geärgert?"). Dadurch können für Ängste und Sorgen vor dem Schlafen Lösungen gesucht werden und damit der Schlaf ruhiger werden.
- Halten Sie möglichst geregelte Zeiten ein, zu denen Ihr Kind zu Bett geht, ein regelmäßiger Tagesablauf vermittelt besonders kleinen Kindern mehr Sicherheit.
- Führen Sie feste Einschlafrituale ein.
- Setzen Sie besonders tagsüber mit dem Kind Kratzalternativen ein: Kühlen, Eincremen üben und deren selbständige Anwendung. Das Einüben am Tag ist wichtig für die Umsetzung in der Nacht.
- Halten Sie die Temperatur im Kinderschlafzimmer kühl. Ihr Kind sollte nachts nicht zu warm angezogen und zugedeckt sein. Ein zusätzlicher Kühlakku im Bett des Kindes kann den Schlaf positiv beeinflussen. Jedoch nicht direkt an den Körper des Kindes platzieren.

Bei allen Hilfen und Ratschlägen ist es aus unserer Erfahrung wichtig, vorab zu klären, was die Ursachen für die Schlafprobleme sind. Nur damit ist es möglich, dem Kind angemessen zu helfen.

145

In der Literatur gibt es inzwischen auch Bücher, die sich mit Schlafproblemen beschäftigen und Hilfen anbieten, wenn sich hartnäckige Schlafstörungen entwickelt haben.

Stufenplan der Neurodermitis-Therapie (siehe auch Seite 147)

Allgemeine Information

Versuchen Sie den Umgang mit der empfindlichen Haut Ihres Kindes als etwas ganz Normales und Alltägliches zu betrachten und ihr nur so viel Beachtung wie nötig zu schenken.

Der folgende Stufenplan soll dazu dienen, die Vielfalt der Behandlungsmöglichkeiten für Sie transparenter und übersichtlicher zu gestalten. Außerdem sollen Sie mit Hilfe des Stufenplanes (gesteuert über den Hautdetektiv) möglichst selbständig Hautverschlechterungen abfangen. Diese gilt natürlich gleichfalls für Ihr Kind. Durch konsequenten Einsatz der Stufe I lassen sich meistens Verschlechterungen verhindern.

Stufe I:

Die Haut ist äußerlich symptomfrei, eine leichte Trockenheit kann bestehen, auch eine minimale Rötung ist möglich.

Behandlung auf dieser Stufe: Es ist wichtig die basale Pflege weiterhin regelmäßig durchzuführen, da allein dadurch Verschlechterungen meist verhindert werden können. Hierzu gehören Vermeiden von Auslösern, Entspannungstechniken, vorbeugende Maßnahmen, Umgang mit der vegetativen Fehlregulation, Umgang mit der Haut im Alltag, insbesondere regelmäßige Basispflege.

Bei trockener Haut sollten eher Wasser-in-Öl-Grundlagen als Salben verwendet werden.

Bei Vergröberungen der Haut (Lichenifikation) kann zusätzlich auch Harnstoff örtlich eingesetzt werden. Harnstoff führt allerdings bei Säuglingen und Kleinkindern unter 2 bis 3 Jahren oft zu Hautbrennen. Diese unerwünschte Nebenwirkung ist im späteren Alter sehr selten.

Für die Stufe I gibt es zahlreiche milde Salben. Es ist wichtig, darauf zu achten, dass diese Salben möglichst wenig Duftstoffe oder andere ungünstige Zusätze enthalten.

Auch das Baden mit einem leicht rückfettenden Badezusatz sollte regelmäßig auf Stufe I durchgeführt werden.

Regelmäßiges Üben von Entspannungstechniken.

Stufe II:

Auf der Stufe II kommt es zu stärkerem Juckreiz, die Rötung ist ausgeprägter. Es kommt zu Verletzungen, kleinen Einrissen der Haut, die aber noch wenig Hautfläche umfassen. Es kann zu Knötchen, auch zu leichten geschwürartigen Hautverletzungen kommen. Stufe II ist auch dann gegeben, wenn ein erheblicher Juckreiz ohne ausgeprägte Hautveränderungen besteht.

Alle *Maßnahmen* der Stufe I bleiben auch für die Stufe II im Einsatz. Zusätzlich kommt lokale Kühlung zum Einsatz (z.B. durch Coldpacks, allerdings nicht aus dem Eisfach, sondern nur aus dem Kühlschrank). Einen gleichen kühlenden Effekt können auch Umschläge (mit Kochsalzlösung, schwarzem Tee) haben. Die Salben, die Sie einsetzen, sollten im Kühlschrank aufbewahrt sein, damit sie ebenfalls kühlen.

An Salbenzusätzen kommen nicht kortisonhaltige antientzündliche Cremes zum Einsatz (z.B. Salben, die Zink enthalten, auch Harnstoff kann sinnvoll sein sowie Schieferöl. Es gibt noch weitere nicht kortisonhaltige äußerliche Mittel).

Im Prinzip sollen die Salben je nach Trockenheit der Haut unterschiedlich Fett enthalten. Die entsprechende Rezeptur für Ihr Kind sollte frühzeitig mit Ihrem Arzt abgesprochen sein. Bei Juckreiz sollten Entspannungstechniken (die allerdings in juckreizfreier Zeit geübt werden müssen) eingesetzt werden sowie andere Maßnahmen (Kratzalternativen, siehe Seite 91). Eventuell kann auch ein Antihistaminikum gezielt gegeben werden.

Stufe III:

Auf der Stufe III ist eine sehr starke Rötung, sind erhebliche Hautveränderungen mit Knoten, Papeln, Kratzspuren, Risse, hautgeschwürartigen Veränderungen, Borken feststellbar. Der Juckreiz ist teils unerträglich, der Schlaf des Kindes extrem beeinträchtigt.
Alle sinnvollen Maßnahmen der Stufe I und II müssen beibehalten werden.

Zusätzlich sind sinnvoll Umschläge, örtlicher Einsatz von Farbstoff (z.B. Eosin) sowie zur Juckreizstillung Antihistaminika und natürlich auch Entspannungsübungen. Sobald die Haut nässt, offen ist, sollten feuchte Umschläge und gerbende Substanzen (z.B. Tannin, schwarzer Tee) lokal eingesetzt werden, möglichst Salben mit nur geringem Fettgehalt.

Örtliche antibakterielle Substanzen sind zudem häufig sinnvoll. Bei bakterieller, noch begrenzter Hautinfektion örtliche Maßnahmen der antibakteriellen Behandlung (Farbstoff, Fucidine). Sobald größere Anteile der Haut bakteriell infiziert sind, muss eine antibiotische Behandlung in Tabletten-/Saftform erfolgen.

Auf Stufe III ist es oft erforderlich, dass kortisonhaltige Salben mit zum Einsatz kommen. Es sollten nur schwach wirksame kortisonhaltige Salben eingesetzt werden. Um Risiken der Kortisonbehandlung zu vermindern, sollte versucht werden, die Kortison-Salben nicht länger als 3 bis 5 Tage hintereinander einzusetzen und auf eine Intervallbehandlung (Abwechseln von kortisonhaltiger Salbe mit kortisonfreier Salbe) oder eine abgestufte Kortisonbehandlung (Kortisongehalt der Salbe immer schwächer) umgestellt werden.

Wenn Ihr Kind die Stufe III hat und diese nicht sofort durch Ihre Maßnahmen behebbar ist, sollten Sie unbedingt Kontakt mit Ihrem behandelnden Arzt aufnehmen, damit die Maßnahmen der Stufe III mit dem Arzt zusammen abgestimmt werden.
Wenn Ihr Kind immer wieder eine kortisonhaltige Salbe benötigt, so ist der Einsatz von Pimecrolimus/Tacrolimus zu überlegen als Alternative zu einer länger dauernden Kortisonsalbenbehandlung.

Fett-feuchte Verbände

Sowohl in Stufe 1 bei sehr trockener, schuppiger Haut als auch in Stufe 2 und 3 bei einem Hautzustand mit Entzündungszeichen, kleinen Hautverletzungen und einhergehendem Juckreiz empfiehlt sich der Einsatz von fett-feuchten Verbänden, den so genannten wet-wraps. Das positive Ergebnis dieser Maßnahme wird dadurch bewirkt, dass man der Haut sowohl Feuchtigkeit als auch Fett zu kommen lässt.

Durch den kühlenden Effekt dient es auch der Juckreizlinderung. Da die Haut von außen abgeschirmt ist, erreicht man außerdem eine Verringerung der Entzündungsaktivität und reduziert die mechanische Reizung (Kratzen nicht möglich). Bei verkrusteter oder stark verhornter Haut erlangt man eine Erweichung der Schuppen und Krusten. Trotz der aufliegenden Feuchtigkeit tritt keine austrocknende Wirkung ein. Man braucht dazu eine Fettcreme oder Heilsalbe, einen Schlauchverband sowie lauwarmes Leitungswasser und eine Schere.

Wie wird es gemacht?
1. Zwei Schlauchverbände in entsprechender Größe plus 4-5 cm Zugabe zurechtschneiden.
2. Haut mit einer wirkstofffreien Salbe eincremen (nehmen Sie Fett- oder Heilsalbe).
3. Den ersten Verband mit handwarmem Leitungswasser anfeuchten und über die mit Creme behandelte Haut streifen.
4. Den zweiten Verband darüberziehen.

Nach 3 Stunden kann der untere Verband erneut angefeuchtet werden. Nach spätestens 6 Stunden (oder nach Ende der Nachtruhe) sollte die Fett- oder Heilsalbe erneut aufgetragen und der Verband neu angelegt werden.
Am effektivsten sind diese Verbände in den ersten 8 Stunden. Die Schlauchverbände sind waschbar (kochfest) und können bis zu 10-mal wiederverwendet werden.

Bei akut entzündlichen Hautveränderungen sind reine Fettsalben nicht geeignet.

Wegen möglicher Nebenwirkungen sollten keine *Cortisoncremes* oder *Immunmodulatoren* unter Verbänden eingesetzt werden.

Tipps für Kindergarten und Schule
(zum Kopieren und Verteilen, Seite 152-156)

Allgemeine Informationen

Die Neurodermitis ist eine entzündliche Erkrankung der Haut, die sich auf der Basis einer angeborenen Veranlagung mit einem wechselnden Erscheinungsbild entwickelt und viele verschiedene auslösende Faktoren hat.

Kinder mit einer ausgeprägten Neurodermitis haben häufig aus Besorgnis und Schutz viele wichtige Körper- und Hauterfahrungen nicht machen können oder haben diese aus Vorsicht und Angst vermieden.

Einige Kinder waren bis zum Schulalter noch nicht in öffentlichen Schwimmbädern oder haben wenig Erfahrung im Umgang mit Matschmaterialien (Ton, Kleister, Knete usw.).

Sie zeigen oft eine große Hemmschwelle und „verweigern" anfangs neue bzw. unbekannte Erfahrungsmöglichkeiten. Nicht selten kommt diese „Vorsicht" aus unangenehmen, oft schmerzhaften Haut- und Körpererfahrungen.

Ein möglichst natürlicher und ungezwungener Einbezug in die Gruppe, aber auch Geduld und Akzeptanz kann den Kindern helfen, die Hemmschwelle abzubauen und Freude an Körper- und Hauterfahrungen zu entwickeln.

Die **Behandlung** der Neurodermitis setzt sich aus vielen verschiedenen Bausteinen zusammen und ist bei jedem Betroffenen anders. Inwieweit die Erkrankung im Kindergartenalltag oder in der Schule zu berücksichtigen ist, hängt vom Schweregrad, aber auch von den verschiedenen Auslösern ab.

Deshalb kann ein Gespräch darüber mit den Eltern (evtl. dem Kind) sehr hilfreich sein.

Folgende Fragen können dabei geklärt werden:
• Leidet das Kind neben der Neurodermitis noch an Asthma oder Heuschnupfen?
• Bestehen **Allergien** oder **Unverträglichkeiten** auf Nah-

Elternteil

rungsmittel, wenn ja, bei welchen Nahrungsmitteln?
- Bestehen **Allergien** auf andere Stoffe, z.B. Pollen, Gräser, Hausstaub, Metalle, chemische Stoffe wie z.B. Chlor?
- Sind **Reaktionen** auf **Tierkontakte** bekannt, wenn ja, bei welchen Tieren?
- Welche **Alternativen** (Kühlen, Cremen, Entspannen) setzt das Kind bei Juckreiz erfolgreich ein?
- Welche **Hilfe** braucht es meist bei Juckreiz/Hautreaktionen?
- Wo sind die Eltern bei starker Hautverschlechterung oder Fragen zur Erkrankung **telefonisch** zu erreichen?

Mit Einverständnis der Eltern (Entbindung von der Schweigepflicht) kann ein Gespräch mit dem behandelnden Arzt bei der Klärung der Fragen weiterhelfen.
Bei bekannten Allergien oder **Unverträglichkeiten** sind unbedingt **Vorsichtsmaßnahmen** zu treffen. Doch nur selten ist eine Befreiung von der jeweiligen Aktivität notwendig. So können z.B. Kinder bei momentaner Hautverschlechterung oder bekannten Unverträglichkeiten eventuell mit dünnen Gummihandschuhen an Werk- und Bastelangeboten, Chemie- oder Biologieunterricht teilnehmen.

Sport und Schwimmen

Sport und Schwimmen sind für die Kontaktfreude und Entwicklung von Kindern mit Neurodermitis ebenso wichtig wie für alle Kinder. Deshalb sollten die betroffenen Kinder nicht grundsätzlich wegen ihrer Erkrankung davon ausgeschlossen werden.

Unter Berücksichtigung nachfolgender Maßnahme ist die Teilnahme an sportlichen Aktivitäten fast immer möglich. Sie sollten darauf achten, dass die Kinder

- genügend Zeit haben, sich vorher dünn einzucremen. Beim Sport wird so die trockene Haut vor zusätzlicher Spannung bei der körperlichen Bewegung und beim Schwimmen vor übermäßiger Hautreizung durch das Chlorwasser geschützt.
- beim Sport dünne, luftdurchlässige Kleidung tragen.
- nach dem Schwimmen und Sport genügend Zeit haben, sich zu duschen/waschen und einzucremen. Dies kann Juckreiz und damit Konzentrationsschwierigkeiten in anschließenden Stunden vermeiden.

Bei stark gechlortem Wasser kommt es vereinzelt zu Hautreaktionen. Wechselduschen und vorübergehende Befreiung von der Teilnahme können in Einzelfällen sinnvoll sein.

Allergien

Kinder mit **Hausstaubmilbenallergien** reagieren in staubigen Räumen nicht selten schon nach kurzer Zeit mit Juckreiz. Überhitzte Räume haben dies ebenfalls schnell zur Folge.

Hilfen können sein:
• für frische, kühle Luft sorgen
• eine Pause einlegen
• die gereizte Haut kühlen, abwaschen, evtl. duschen
• eincremen.

Fragen Sie das Kind nach seinen Erfahrungen. Und geben Sie ihm die Möglichkeit, etwas gegen den Juckreiz zu tun. Tiere im Klassenzimmer oder in Gruppenräumen sind zu meiden. Denn der regelmäßige Kontakt mit Tieren kann zu einer Sensibilisierung (Allergieentstehung) bei Kindern mit Neurodermitis (oder Asthma) führen. Bei bestehender Allergie kann es zu verstärkten Hautreaktionen kommen. Bei zusätzlichem Asthma ist eine besondere Vorsicht geboten. Durch den Kontakt kann ein Asthmaanfall ausgelöst werden. Nahrungsmittel, auf die eine Unverträglichkeit oder Allergie bekannt ist, müssen je nach Ausmaß der Reaktionsbereitschaft auch in kleinsten Mengen (z.B. Keks) gemieden werden. Sprechen Sie vor Klassenfahrten mit den Eltern und dem Kind ab, ob eine solche Unverträglichkeit bekannt ist und was Sie beachten sollten. Für Milbenallergiker sind Teppichböden im Gruppenraum und Klassenzimmer völlig ungeeignet.

Hautverschlechterung

Eine akute oder chronische Hautverschlechterung kann jede Bewegung sehr schmerzhaft werden lassen. Dies führt zu verstärkter Verkrampfung und kann eine weitere Hautverschlechterung unterstützen. Zusätzlich besteht bei offenen Hautstellen ein erhöhtes Infektionsrisiko. Oft leiden Kinder in einer solchen Phase unter Schlafentzug und wirken dadurch müde und zappelig. Bitte haben Sie Verständnis, dass sich die Kinder dann anders verhalten.
Die Teilnahme am Sport und Schwimmen sollte bis zur Stabilität des Hautzustandes vermieden werden.

Soziale Hautfunktion

Die Haut hat in unserer Gesellschaft noch eine besondere Funktion. Über die Medien wird uns genau vorgegeben, was Schönheit ist und was wir tun müssen, um diesen Ansprüchen zu genügen. Für Kinder und besonders Jugendliche mit Neurodermitis ist es sehr schwer, mit diesen „Werten" zu leben, sich davon nicht verunsichern zu lassen.
Dies kann durch Hänseleien und entsetzte Blicke von anderen noch verstärkt werden.
Aber auch Unkenntnis und mangelndes Verständnis können zu verletzenden Reaktionen führen.
Aufklärung und Offenheit in der Gruppe oder Klasse können unterstützen und der Verunsicherung vorbeugen.
Die Kinder wissen häufig gut Bescheid über ihre Erkrankung. Deshalb sollten sie Fragen auch selbst beantworten. Das stärkt ihr Selbstbewusstsein und ihren Kontakt zu ihren Mitschülern.

Prognose – Berufswahl

Auf das Problem des „Auswachsens" sind wir schon auf Seite 109 kurz eingegangen. Die meisten von Neurodermitis Betroffenen (ca. 97%) verlieren ihre Hauterscheinungen bis zur Beendigung des 30. Lebensjahres. Sehr viele Säuglinge (etwa 1/3) verlieren die Symptome bereits nach den ersten beiden Jahren, einige auch noch vor Erreichen der Schulzeit. Erfreulicherweise besteht also eine hohe Rate an „Selbstheilung", wenngleich die Haut lebenslang empfindlich bleibt. Deshalb gibt es keinen Grund, selbst bei ausgeprägter Neurodermitis, im späteren Leben auf eigene Kinder zu verzichten.

Mit dem Verschwinden der Neurodermitis können allerdings andere allergische Erkrankungen auftreten, wie Heuschnupfen, allergische Reaktionen auf Chemikalien, Asthma. Es empfiehlt sich deshalb, dass Sie und Ihr Kind Kontakte zu hochpotenten (= stark Allergie fördernd) Allergenen weiterhin meiden. Sie sollten sich deshalb möglichst keine Haustiere anschaffen. Eine absolute Rauchkarenz (Aktiv- und Passivrauchen) ist sinnvoll. Berufe mit einem hohen Risiko für neue Allergien (z.B. Friseur) sollten möglichst nicht ergriffen werden.

Im Hinblick auf die Berufswahl möchten wir Sie ermutigen, frühzeitig mit Ihrem Kinderarzt/Allergologen Rücksprache zu nehmen, damit es nicht zu unnötigen Enttäuschungen kommt. Ungeeignete Berufe sind z.B. Bäcker, Betonwerker, Friseur, Fliesenleger, Gärtner, Gummifacharbeiter, Koch, Maler, Berufe mit Tierkontakt und hoher Staubbelastung, insbesondere aber auch so genannte Feuchtberufe (also Berufe, in denen die Hände einer ständigen Entfettung ausgesetzt sind).

Meist lässt sich jedoch bei sorgfältiger und rechtzeitiger Beratung ein Berufswunsch Ihres Kindes finden, der auch realisiert werden kann.

Kuren/Rehabilitation

Kuren

Sie sind sicherlich schon oft auf Kuren und ihre Wirkung angesprochen worden. Was ist zu Kuren und deren Nutzen für die Neurodermitis aus unserer Sicht zu sagen?

Bei jedem Menschen bewirkt ein akuter Klimawechsel eine Umstimmung der körpereigenen Hormonregulation. Dieser Effekt hält nur für 6-7 Wochen an. Er ist unabhängig davon, ob gleichzeitig Kurmaßnahmen erfolgen oder nicht. Der Klimawechsel bewirkt eine Verbesserung der Körpertemperaturregulation, eine verstärkte körpereigene Kortisonbildung und eine psychische Stabilisierung. Diese Klimaeffekte können Sie und Ihre Familie zu jeder beliebigen Zeit unabhängig von Kurmaßnahmen nutzen.

Bisher gab es keine Untersuchungen über Langzeitwirkungen nach einer Kur. Es ist nicht bekannt, ob außer einer verbesserten Infektvorbeugung andere Langzeiterfolge durch eine Klimakur möglich sind.

Für viele Klimazonen besteht eine verringerte Allergenkonzentration, so dass bei hochgradigen Allergien (z.B. extreme Pollenallergie) der Aufenthalt in einem allergenarmen Klimabereich eine sehr sinnvolle Ergänzung der übrigen Neurodermitistherapie bedeuten kann.

Besondere Inhalte (intensivere Hautpflege, spezielle Badebehandlung, intensive Patientenschulung, regelmäßige Krankengymnastik, Sport usw.) sollten nicht nur Bestandteil einer Kur sein, sondern auch zu Hause Ihnen und Ihrem Kind zur Verfügung stehen. Eine sinnvolle Neurodermitistherapie basiert auf einer wohnortnahen Gesundheitserziehung, Betreuung und Begleitung durch ein kompetentes Behandlerteam.

Nachteilig für viele Kinder ist die eventuell erzwungene Abwesenheit der Eltern. Ungünstig ist auch, dass eine Schulrehabilitation in aller Regel nicht in den Kurkonzepten enthalten ist.

Manche Ärzte, Verwandte, Bekannte meinen, dass eine Kur besonders dann sinnvoll ist, wenn psychische Auslöser behandelt werden sollen. Wenn psychische Folge- und Begleitumstände der chronischen Erkrankung in der Behandlung mit berücksichtigt werden sollen, so ist dies kontinuierlich am besten mit der Familie wohnortnah möglich.

Erfahrungsgemäß ist ein Kraftschöpfen und ein Gewinnen von Abstand insbesondere für die Mütter eine eventuell sinnvolle Maßnahme (dann aber als Mutter-Kind-Kur), ohne dass deswegen rehabilitative Maßnahmen notwendig sind.

Rehabilitation

Rehabilitation bedeutet wesentlich mehr als eine klimatische Behandlung. Zur Rehabilitation gehören Schulung für Kind und Eltern, Einüben des Umganges mit der Neurodermitis im Alltag, verhaltenstherapeutisches Training, Gruppentraining, Körperselbstwahrnehmungsübungen, Erarbeitung eines intensiven Pflegeplanes o.Ä. Klima spielt bei einer Rehabilitation nur eine untergeordnete Rolle.

Neurodermitis-Internat: Nur für bestimmte, zuhause nicht mehr beherrschbare, schwerste Neurodermitiserkrankungen kann selten einmal ein Daueraufenthalt in einem besser geeigneten Klima notwendig sein. Dies ist auch sinnvoll, um gezielt vorhandene Schulprobleme aufzuarbeiten oder eine gezielte Berufsfindung zu ermöglichen.

„Alternative" Therapien

Es ist verständlich und nachvollziehbar, dass Sie als Eltern für Ihr von Neurodermitis betroffenes Kind alles unternehmen und nichts unversucht lassen wollen, um die Neurodermitis zu einer Besserung oder sogar zum Ausheilen zu bringen. Dieser Wunsch ist nicht vollständig erfüllbar, da aus unserer ärztlichen Sicht eine echte Ausheilung nicht versprochen werden kann. Auch wenn Ihr Kind keine Hautbeschwerden hat, so ist doch die angeborene Veranlagung zu allergischen Erkrankungen und zur Neurodermitis lebenslang vorhanden.

Für viele Eltern ist es notwendig bzw. wünschenswert, auch so genannte „alternative" Therapiemethoden einzusetzen. Meist lassen sich „alternative" Therapieformen mit der „schulmedizinischen" Therapie problemlos kombinieren. Ein Unterbrechen oder Absetzen einer angemessenen „schulmedizinischen" Therapie ist aus unserer Sicht nicht notwendig. Dieses Absetzen wird aber im Zusammenhang mit vielen „alternativen" Therapien gewünscht oder sogar unabdingbar gefordert. Die Risiken eines Absetzens der „schulmedizinischen" Therapie sollten Ihnen vor Beginn einer „alternativen" Behandlung bekannt sein, nur so können Sie selbst das Für und Wider einer empfohlenen Maßnahme erwägen. Bitte suchen Sie das Gespräch mit Ihrem Kinderarzt oder mit Ärzten, die sich auf die Behandlung der Neurodermitis spezialisiert haben.

Der allgemeine Sprachgebrauch kennt die Begriffe „Schulmedizin" und „alternative" Medizin. Diese Begriffe unterstellen, dass es nur ein Entweder-oder gibt und dass alles, was unter dem Begriff „alternative" Medizin zusammengefasst wird, auch wirklich anders ist. Das Gleiche gilt natürlich auch für die „Schulmedizin". In manchen Diskussionen wird der Eindruck erweckt, dass nur die „Schulmedizin" immer das Richtige weiß oder macht.

„Alternative" Therapiemethoden sind meist Maßnahmen, die die unterschiedlichsten Hintergründe und Denkansätze in sich vereinen. Deshalb handelt es sich auch nicht um eine einheitliche Form der Therapie. Gerade dieser Aspekt macht es für Sie so schwierig, die einzelnen Verfahren in ihrer Wertigkeit zu beurteilen.

Viele der „alternativen" Therapiemethoden stammen aus Zeiten, in denen wichtige Zusammenhänge über Krankheiten und deren Beeinflussung durch Medikamente unbekannt waren. Es ist nahe liegend, dass mit teilweise 200 Jahre alten Vorstellungen Krankheiten heute nicht mehr angemessen behandelt werden können.

Ein Beispiel dafür stellt die **Homöopathie** dar. Sie wurde vor etwa 180 Jahren entwickelt. In der damaligen Zeit hatte man nur sehr ungenaue Vorstellungen über Krankheiten und ihre Behandlungsmöglichkeiten, insbesondere aber auch über die Wirkungsweise der Medikamente. Die Homöopathie hat seinerzeit einen neuen Weg aufgezeigt, um die Wirkungen von Medikamenten und Pflanzenextrakten zu Dosis und Heilerfolg in Beziehung zu setzen. Dies war damals ein wesentlicher, neuer Denkansatz.

Die Basis der Homöopathie beruht auf der Überlegung, dass man „Ähnliches" mit „Ähnlichem" heilt. Es wird also angestrebt, dass bestimmte Symptome dadurch verschwinden, dass ein Medikament ähnliche Symptome hervorruft wie die Krankheit. Es ist heute möglich, gezielter und differenzierter mit Krankheit, Krankheitsursachen und Medikamenteneinsatz bzw. -wirkung umzugehen. Die Weiterentwicklung des homöopathischen Gedankengutes unter Berücksichtigung der medizinischen Erkenntnisse der letzten 200 Jahre ist aus unserer Sicht im Wesentlichen unterblieben.

Die Homöopathie geht davon aus, dass durch so genanntes Potenzieren eine bessere Behandlung einer Erkrankung möglich ist. Potenzieren bedeutet, dass ein Wirkstoff so extrem verdünnt wird, dass keine Wirksubstanz mehr im Extrakt enthalten ist. Bisher konnte noch nicht geklärt werden, ob diese Aussage zu Recht besteht und warum nur die „positiven", aber nicht die „negativen" Eigenschaften einer Substanz potenziert werden.

Sowohl in der Homöopathie als auch bei anderen Therapieformen kommen heute noch Substanzen zum Einsatz, die nicht mehr vertretbar sind (z.B. Arsen oder hochgiftige

Pflanzenextrakte). Darüber hinaus sollten Sie wissen, dass Pflanzenextrakte dadurch gewonnen werden, dass sie mit Alkohol den Pflanzen entzogen werden. Somit entstehen bei der Herstellung von pflanzlichen Präparaten u.U. Schnäpse mit einem Alkoholgehalt von 30 bis 40 Volumenprozent. Wir halten das Verabreichen von Alkohol im Kindesalter, auch über Medikamente, für grundsätzlich problematisch.

Aus dem Ausland oder per Anzeige zu beziehende Medikamente (z.B. Wundertees, **chinesische Tees**) müssen sehr kritisch überprüft werden. Diese Präparate werden häufig als Tees, Tinkturen oder Wunderdrogen angeboten. Sehr oft konnte in ihnen Kortison durch spätere Analysen festgestellt werden. Der Grund für die fehlende Kennzeichnung liegt in der Unmöglichkeit einer Kontrolle durch deutsche Behörden, wenn Präparate aus dem Ausland direkt bezogen werden. Diese Präparate sind zudem meist recht teuer. Wir möchten zu allerhöchster Vorsicht raten.

Sowohl von „Schulmedizinern" als auch „Nichtschulmedizinern" wird die **Akupunktur** für die Neurodermitis propagiert. Die Akupunktur hilft für einen Kurzzeitraum von 2-6 Monaten. Danach verläuft die Neurodermitis unverändert weiter, und auch wiederholte Akupunkturen ergeben keinen verbesserten Effekt. Die Behandlung kann ohne Risiko versucht werden, wird aber in aller Regel von den Krankenkassen nicht erstattet und ist recht teuer.

Von vielen so genannten „alternativen" Therapien wird in Anspruch genommen, dass eine **Verstärkung des Abwehrsystems** erfolgt. Dieser Effekt ist nicht belegt. Die Neurodermitis ist – als allergisch bedingte Erkrankung – Folge einer überschießenden, also zu heftigen Reaktion, die den ganzen Organismus betreffen kann. Die in der Haut nachweisbare Abwehrschwäche lässt sich trotz vieler Versuche nicht stimulieren. Nur durch eine regelmäßige Pflege der Haut lassen sich Infektionen mit Bakterien, Viren und Pilzen verhindern. Eine allgemeine, den ganzen Körper betreffende Immunschwäche liegt beim atopischen Ekzem nicht vor, so dass es wenig sinnvoll ist, eine Abwehrschwäche anzunehmen bzw. zu behandeln. Erkältungskrankheiten sind nicht verhinderbar und gehören zum natürlichen Training des Immunsystems jedes Kindes. Eine immunstimulierende Behandlung hat keinen zusätzlichen Effekt.

Die so genannte **Eigenblutbehandlung** gilt als „Reiztherapie". Es soll eine Immunstimulation über eine Fiebererzeugung erfolgen, also eine Verbesserung der Abwehrkräfte. Diese Form der Therapie stammt ebenfalls noch aus einer Zeit, als es keine anderen Medikamente für eine angemessene Neurodermitisbehandlung gab. Bisher konnte kein sinnvoller Effekt gefunden werden.

Die Gabe von **Immunglobulinen** wird auch von vielen „Schulmedizinern" empfohlen. Zum einen ist diese Form der Therapie nicht sinnvoll, da – wie schon weiter oben ausgeführt – bei der Neurodermitis kein Mangel an Gamma-Globulin (also einer Abwehrsubstanz) vorliegt. Die Gabe von Gamma-Globulin birgt zudem das Risiko allergischer, teils schwerer Reaktionen. Zudem ist diese Therapieform sehr teuer.

Therapieformen wie **Gegensensibilisieren und Symbioselenkung** sind auch bei entsprechenden Kontrolluntersuchungen als unwirksam eingestuft worden.

Die **Ozontherapie** wird ebenfalls propagiert. Auch hierbei ist es schon zu schweren bis hin zu tödlichen Zwischenfällen gekommen. Ein positiver Einfluss der Ozontherapie auf die Neurodermitis ist bisher von niemandem nachgewiesen worden.

Noch riskanter ist die Therapie mit **Frischzellen**, die immer wieder empfohlen wird und bereits zu Todesfällen wegen schwerer allergischer Reaktionen geführt hat.

Luftanfeuchter und **Raumluftverbesserer** bergen das Risiko einer Schimmelpilzbesiedlung (durch Kontakt von Wasser mit der Kunststoffoberfläche). Wenn diese Geräte erst einmal mit Schimmelpilzen besiedelt sind, entsteht eine erhöhte Belastung Ihres Kindes mit Schimmelpilzsporen. Somit können zu den bisher vorhandenen Auslösern noch neue, allergische Auslöser kommen. Darüber hinaus ist es wichtig zu wissen, dass diese Geräte weder im Dauereinsatz noch beim Akuteinsatz eine Besserung der Beschwerden bewirken.

Eine **Ionisierung** des Kinder- und Wohnzimmers gelingt mit keinem der dafür gepriesenen Geräte in ausreichender Weise. Somit kann auch der versprochene Effekt (Verringerung von Schadstoffteilchen, Allergenen usw.) nicht eintreten. Diese Geräte sind sehr teuer.

Gelegentlich werden **Elektromagnetbehandlungen** für Neurodermitis empfohlen. Es handelt sich um Geräte, die unter das Bett gestellt werden und damit einen positiven Effekt auf die Haut haben sollen. Bisher konnte noch von niemandem eine Wirkung nachgewiesen werden.

Das **Bioresonanz-Verfahren** beruht darauf, dass Veränderungen elektrischer Spannungen an der Haut (durch veränderte Durchblutungen oder andere vegetative Einflüsse) gemessen werden. Das Gerät funktioniert wie ein Lügendetektor und zeigt an, ob jemand aufgeregt ist bei einer Frage o.Ä. Die Messung dieser elektrischen Vorgänge an der Haut hat überhaupt nichts mit einer Allergie zu tun. Schon gar nicht ist es möglich, durch Änderung dieser elektrischen Widerstände eine Allergie zu beeinflussen („zu löschen"). Alle bisherigen Untersuchungen zeigen, dass das Bioresonanz-Verfahren rein zufällige Ergebnisse produziert, die mit Allergietestungen nicht in Übereinstimmung stehen. Die Ergebnisse der Bioresonanz-Testungen sind nicht wiederholbar, die therapeutischen Effekte kommen nicht über die Placebowirkung, also zufällige Effekte, hinaus. Wir raten von diesem teuren und ineffektiven Verfahren ab.

Wir haben auf Seite 125 bereits ausgeführt, dass nur bei einer nachgewiesenen Allergie eine **Kosteinschränkung** oder/Diät wirklich sinnvoll ist. An dieser Stelle sei ausdrücklich vor jeder Form einer pauschalen Diät gewarnt. Ein Teil dieser Diätempfehlungen und „Wundernahrungen" sind für Kinder hochgradig gefährlich, führen zu schwersten Mangelerscheinungen mit Stillstand des Wachstums und der Gewichtsentwicklung, aber auch zu Störungen in der Gehirnreifung. Ein Teil dieser Schäden kann dauerhaft bleiben. Wenn wirklich eine Kosteinschränkung notwendig ist, so sollte diese unter sorgfältiger Anleitung eines Arztes und einer Ernährungs-/Diätberatung durchgeführt werden, um eine normale Entwicklung des Kindes zu gewährleisten.

Dies trifft auch auf eine streng **vegetarische Kost** für Kinder zu. Sie hat keinen spezifischen Heilungseffekt auf die Neurodermitis. Vegetarische Ernährung bedeutet im Kindesalter, dass ein gezielter Zusatz von Vitaminen, Eiweißen, Calcium usw. zur Nahrung erfolgen muss, weil sonst ebenfalls schwere Dauerschäden für Ihr Kind entstehen könnten.

Aus der Behandlung der Psoriasis (Schuppenflechte) stammt die Behandlung mit Fumarsäure, die bei Psoriasis helfen soll. Sie wird von einigen Therapeuten auch zur Behandlung der Neurodermitis empfohlen. Bisher gibt es keinerlei Untersuchungen dieser Substanz und ihren Einfluss auf den menschlichen Stoffwechsel, die zeigen, dass **Fumarsäure** eine sinnvolle Behandlung für Neurodermitis darstellt.

Weitere Therapieformen sind das Aufspüren und Berücksichtigen von **Wasseradern**, **Neuraltherapie**, **Braumscheidtisieren**. All diese Therapien sind bei der Neurodermitis wirkungslos und verhindern für Ihr Kind eine angemessene Neurodermitis-Behandlung in der Dauer- sowie Schubbehandlung. Andere Methoden, wie **Reflexzonenmassagen, Ionensalbe, Vitamintherapie, bakterielle Impfungen**, müssen – soweit sie überprüft sind – leider als wirkungslos eingestuft werden.

Die Liste der zitierten Therapieformen ist sicher unvollständig. Es kann im Rahmen dieses Buches nicht auf alle „alternativen" Heilmethoden eingegangen werden. Wir haben versucht, diejenigen zu erörtern, die derzeit oft oder häufig empfohlen werden.

Für Sie als Eltern ist es sehr schwierig, Vor- und Nachteile einer Ihnen empfohlenen Behandlung zu überschauen. Wir Kinderärzte fordern von jedem verordneten Medikament, dass Einsatz und Dosis gut begründet und auch negative Auswirkungen sowie Risiken jeder Maßnahme überprüft sind. Nur so ist ein sorgfältiges Abwägen vor Einsatz eines Medikamentes möglich. Dieser Grundsatz muss auch für jede andere Therapieform gelten. Vor Beginn einer Behandlung, sei sie „schulmedizinisch", „alternativ", „naturheilkundlich" oder „homöopathisch", sollten Sie als Eltern alle Risiken und Auswirkungen, aber auch die Effekte der empfohlenen Therapieform kennen und übersehen können.

Kritisch sollte dabei von Ihnen jede Form eines Anspruches auf Ausschließlichkeit hinterfragt werden („die neue Therapie hilft nur, wenn alles andere weggelassen wird") sowie Versprechungen für eine schnelle, hundertprozentige Heilung.

Alternative Maßnahmen können – sofern sie ungefährlich sind – durchaus in Absprache parallel zu einer angemessenen medizinischen Neurodermitistherapie eingesetzt werden.

Für jede Therapie ist zu fordern, dass sie mehr bewirkt als ein Placeboeffekt. Placeboeffekt heißt, dass auch dann, wenn Ihr Kind z.B. nur Zuckerwasser trinkt, eine Besserung des Krankheitsgeschehens allein dadurch entsteht, dass Sie und Ihr Kind an diese Besserung glauben.

Eine Behandlung muss also diesen Placeboeffekt überschreiten.

Zusammenfassend möchten wir Sie ausdrücklich ermuntern, mit Ihrem betreuenden Arzt zu sprechen, sofern Sie eine „alternative" Therapiemaßnahme planen. Sie als Eltern sollten in der Lage sein, zu überschauen, ob durch den Einsatz „alternativer" Therapiemaßnahmen eine Gefährdung Ihres Kindes für seine Entwicklung besteht.

Wir empfehlen Ihnen dringend, vor Inanspruchnahme einer so genannten alternativen Medizin sich das Buch der Stiftung Warentest „Die andere Medizin" zu besorgen. Fast alle Verfahren der „alternativen" Therapie sind dort aufgeführt und die jeweiligen Vor- und Nachteile, eine Nutzen-Risiko-Abwägung und auch die Kosten werden genau aufgeschlüsselt.

Vorbeugung von allergischen Erkrankungen z.B. bei Geschwistern

Wie auf Seite 108 erwähnt, handelt es sich bei der Neurodermitis um eine Erkrankung aus dem Bereich der allergischen Erkrankungen. Ferner gehören dazu Asthma, Heuschnupfen und Kontaktekzeme. Bei etwa 15-30% aller Kinder mit Neurodermitis liegt eine dieser Erkrankungen gleichzeitig vor. Es kann aber auch sein, dass mit dem „Ausheilen", also mit dem Verschwinden der Hautsymptome, eine andere allergische Erkrankung beginnt. Bislang gibt es keine Möglichkeit, diese Entwicklung zu verhindern. Durch allgemeine vorbeugende Maßnahmen ist es aber möglich, das Risiko des Entstehens anderer allergischer Erkrankungen zu verringern.

Bei der Allergieneigung handelt es sich um eine angeborene Veranlagung, die rezessiv, also versteckt vererbt wird. Wenn ein Elternteil eine allergische Erkrankung hat, so besteht für das Kind ein 20%iges Risiko, an einer Allergie zu erkranken. Haben beide Eltern eine allergische Erkrankung, steigt das Risiko auf 40%. Wenn beide Eltern die gleiche allergische Krankheit haben, steigt das Risiko sogar bis auf 60% bis 70%. Hat nur ein Geschwisterkind alle allergische Erkrankung, so besteht ein 25%iges Risiko.

Die Untersuchung des Nabelschnurblutes auf Immunglobulin E hilft bei der Voraussage dieses Risikos nicht sehr viel weiter, da Kinder mit einem erhöhten Wert nicht zwingend eine allergische Erkrankung bekommen müssen, umgekehrt Kinder ohne Erhöhung des IgE durchaus erkranken können.

Nach derzeitigem Kenntnisstand sind in allergisch vorbelasteten Familien folgende Maßnahmen sinnvoll, um das Risiko einer allergischen Erkrankung zu verhindern oder zumindest hinauszuzögern:

In den ersten sechs Monaten sollte möglichst ausschließlich gestillt werden. Die ersten beiden Lebenstage bis zur ausreichenden Muttermilchernährung sollten mit einem Tee/Traubenzuckergemisch überbrückt werden. Ist danach ein Stillen nicht oder nicht vollständig möglich, sollte

167

in den ersten sechs Monaten eine „hypoallergene" Nahrung zugefüttert werden. Beikost kann – wie bei allen Säuglingen – ab dem 5. Lebensmonat zugefügt werden.

Hypoallergene Kost meint, dass die Milcheiweißkörper oder Sojaeiweißkörper schon bei der Zubereitung der Nahrung weitestgehend zerkleinert sind und somit deutlich weniger Allergien auslösen können.

Während der Stillperiode sollte die Mutter hochwirksame allergene Nahrung meiden, da diese mit der Muttermilch auf das Kind übertragen werden kann (z.B. Nüsse, Fisch, Ei). Diese Einschränkungen gelten nicht für die Schwangerschaft!

In Gegenwart des Kindes bzw. während der Schwangerschaft sollte nicht geraucht werden, da dadurch das Risiko einer Allergieentstehung verdoppelt wird.

Haustiere sollten nicht im Wohn- und Schlafbereich gehalten werden. Durch regelmäßigen Kontakt zu Tierhaaren/ Hautschuppen erhöht sich das Risiko erheblich, neue Sensibilisierungen zu entwickeln. Bisher gibt es keine zuverlässigen Kenntnisse darüber, ob eine Tierhaltung das Entstehen allergischer Erkrankungen verhindert.

Dieses gilt auch für Tierfelle, Rosshaarmatratzen oder Ähnliches.

Der Schlafbereich des Säuglings sollte möglichst staubarm gehalten werden, das Bett der Kinder sollte bei nachgewiesener Milbenallergie milbenarm sein (s. Seite 127).

Problematisch ist für alle Kinder, die allergische Reaktionen zeigen, insbesondere wenn sie eine Neurodermitis haben, das Tragen von Ohrringen oder ähnlichem Schmuck (z.B. auch Piercen), bei dem die Haut verletzt/durchstochen wird. Es kommt sehr häufig zu einer Nickelallergie, die dann, wenn sie einmal eingetreten ist, lebenslang bestehen bleibt. Wir raten dringend davon ab, die Haut zu verletzen, um Schmuck tragen zu können.

Salben und Bäder/Salbentagebuch

Es gibt inzwischen eine unübersehbare Anzahl von Bädern, Salben, Cremes usw. Sehr viele der Salben werden auch aufgrund der Erfahrungen des jeweiligen Arztes selbst im Rahmen der Rezeptur zusammengesetzt. Es ist aus diesem Grund unmöglich, eine auch nur annähernd vollständige Übersicht über all diese Präparate zu geben. Es kommen jeden Monat neue Salben, Cremes oder andere äußerliche Mittel dazu. Wir möchten deswegen bewusst auf eine Übersicht verzichten, um Sie nicht zu verunsichern.

Es gibt verschiedene Grundprinzipien, nach denen insbesondere Salben, aber auch Bäder eingesetzt werden. Es gibt Salben, die mehr für die Akutphase geeignet sind, und andere Salben, die mehr in der Dauerbehandlung nützlich sind.

In der Akutphase haben sich eher ölig-wässrige Grundlagen bewährt. Für die mehr chronische Form der Neurodermitis, also die Dauertherapie, sind Basispflege- oder Fettsalben geeignet.

Grundlage der Salben sind unterschiedliche Fette, die auf Soja- oder Wollwachsbasis, Lanolin, Glycerin oder ähnlichen Grundlagen beruhen. Den Präparaten können dann Wirksubstanzen zugesetzt werden, die aus Pflanzen stammen oder Pflanzenextrakte darstellen. Es handelt sich auch manchmal um synthetisch hergestellte, entzündungslindernde Zusätze.

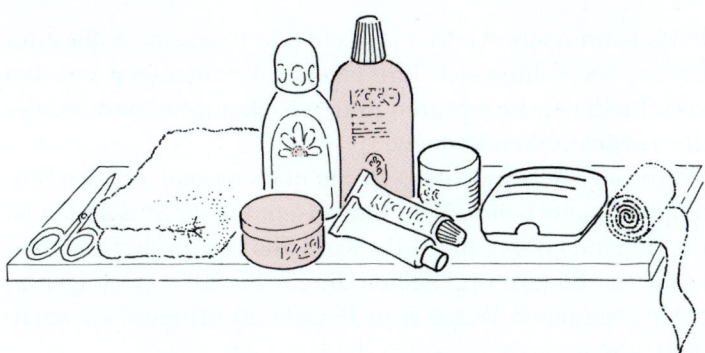

Ein Zusatz von Kortisonabkömmlingen muss bei Präparaten, die in der Bundesrepublik Deutschland angerührt oder von der pharmazeutischen Industrie hergestellt werden, immer angegeben werden. Manchmal gibt es Probleme dadurch, dass in tierischen Fetten (z.B. Fette vom Nerz oder Murmeltier) auch Kortison enthalten sein kann. Ein anderes Problem kann darin bestehen, dass ein Präparat aus dem Ausland eingeführt und in Deutschland verkauft wird und damit die Pflicht zum Deklarieren des Kortisons umgangen wird.

Gelegentlich ist auch Salben oder Bädern ein Antihistaminikum, also ein juckreizunterdrückender Zusatz, beigeben. Manchmal enthalten Salben auch Zinkzusätze. Für sehr trockene Haut hat sich der Zusatz von Harnstoff bewährt, da Harnstoff Wasser bindet und damit der Austrocknung entgegenwirkt.

Bei nässender, entzündeter Haut können auch Farbstoffe (z.B. Eosinlösung) eingesetzt werden.

Für die Behandlung von Infektionen der Haut (Virusinfektion, bakterielle oder Pilzinfektion) müssen ganz spezielle Präparate verschrieben werden, die nur bei einer nachgewiesenen derartigen Infektion sinnvoll sind.

Bei den Bädern gibt es ebenfalls verschiedene Möglichkeiten an fertigen Präparaten, die mehr oder weniger stark rückfettend sind. Bewährt hat sich darüber hinaus auch der Einsatz von Salzbädern oder aber auch von weißer Tonerde (Bolus alba).

Zusammenfassung:

Jedes Kind reagiert anders auf ein Bad bzw. eine Salbe oder Creme. Sie sollten sich Ihre eigenen Erfahrungen mit den verschiedenen Rezepturen notieren, damit Sie darauf wieder zurückgreifen können.

An dieser Stelle möchten wir Sie noch einmal auf den Stufenplan (siehe Seite 147ff.) hinweisen. Dieser Stufenplan ist für Sie eine Hilfe, um für Ihr Kind aus der unübersehbaren Fülle von Bädern und Salben die für Ihr Kind wichtigen in einer geeigneten Weise zum Einsatz zu bringen – je nachdem, wie intensiv betroffen die Haut ist.

Unsere Salben-/Bädererfahrungen	
Wir haben eingesetzt: (Verordnetes Präparat)	Wie hat es geholfen? (Verbesserung/Verschlechterung/keinerlei Wirkung)

Was verschlimmert die Neurodermitis?	
Was haben wir selbst festgestellt? Was wurde getestet?	
Staub, Hausstaubmilbe:	Obst: Welches?
Pollen, Gräser:	Wasser:
Tierhaare, welche?	Sonne, Wärme:
Wolle:	Schwitzen:
Milch:	Klimawechsel:
Ei:	Freude:
Soja:	Aufregung/Hektik/Stress:
Süßigkeiten, Zucker:	Angst:
Farbstoffe:	Trauer:
Konservierungsstoffe:	Wut/Ärger:
Gemüse: Welches?	

Lebensmittelauswahl bei Neurodermitis

Kosteinschränkungen, d.h. diätetische Maßnahmen, kommen für Ihr Kind nur dann in Frage, wenn wirklich eine Nahrungsmittelallergie nachgewiesen ist.

Es gibt vom Arbeitskreis „Diätetik in der Allergologie" www.ak-dida.de erarbeitete Empfehlungen für die unterschiedlichen Kostformen. In diesen Empfehlungen sind zudem geeignete Maßnahmen enthalten, um möglichen Mangelzuständen vorzubeugen.

Fragen Sie Ihren Arzt nach diesen Ernährungstherapieanweisungen und suchen Sie sich dann eine in der Allergologie versierte Ernährungsfachkraft, die Sie individuell unterstützt.

Speziell ausgebildete Ernährungsfachkräfte finden Sie ebenfalls unter: www.ak-dida.de oder www.Allum.de/download/liste-ernaehrungsfachkraefte.pdf

Sie können auch direkt beim Vorstand der Arbeitsgemeinschaft Neurodermitisschulung nachfragen:

AGNES, Arbeitsgemeinschaft Neurodermitisschulung e.V., Virchow-Klinikum-Kinderklinik, Abteilung für Päd. Pneumologie und Immunologie,. Augustenburger Platz 1, 13353 Berlin. (www.neurodermitisschulung.de)

Zudem sei auf die Homepage des Deutschen Allergie- und Asthmabundes verwiesen:

www.daab.de/start_ernaehrung.php

In den folgenden Rezepten wird zur Teiglockerung und als Bindemittel das Produkt „Loprofin Statt Ei" und „Loprofin Statt Eiklar" verwendet.

Dieses Produkt ist über die Firma SHS zu beziehen.

Firma SHS Heilbronn

E-mail: order@shs-heilbronn.de

173

Rezepte ohne Kuhmilch und Hühnerei

Schmetterlingskuchen

Besonderes: Das Rezept ist für eine kleine Backform berechnet. Bitte verwenden Sie für eine große Backform die doppelte Menge an Teig.

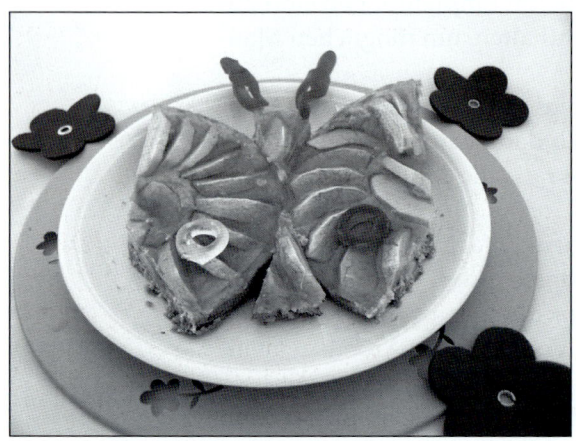

Zutaten:
50 g Kartoffelstärke*
50 g Buchweizenmehl*
25 g Mehl
80 g Margarine*
1/2 P. Backpulver
1 geriebener Apfel
Zimt
2 Äpfel
125 g Apfelsaft
½ P. Tortenguss*
4 " Schnuller" Fruchtgummi*
2 Zahnstocher

Zubereitung:
Alle Zutaten in eine Schüssel geben und miteinander verkneten. Den Teig in eine kleine mit Backpapier ausgelegte Backform geben. Die Äpfel schälen, vierteln und in Scheiben schneiden. Diese auf den Teig legen.
Den Kuchen im Backofen bei 150 ° C (Umluftherd) ca 20 - 30 Minuten abbacken.
Den Apfelsaft mit dem Tortengusspulver in einem kleinen Topf verrühren. Zum Kochen bringen und aufkochen lassen. Eventuell mit 1 EL Zucker süßen. Nun den Tortenguss auf dem Kuchen verteilen. Abkühlen lassen.
Nun den Kuchen halbieren. Die Teile entgegengesetzt zusammensetzen. Nun die unteren Ecken abschneiden und als Körper oben und unten anlegen. Nun die " Fühler" aus Zahnstocher und Fruchtgummi an den Schmetterling setzen.

*diese Produkte müssen ohne Milch und Hühnerei sein

Mauskekse

Besonderes: Pulver "Statt Ei" (Bezugsquelle Pulver „Statt Ei-klar" und „Statt Ei": SHS Loprolon, www.loprolin.de).
Wer Mauskekse herstellen möchte, braucht eine Ausstech-form aus der Backmischung Firma Ruf (Grundmischung enthält Milchzucker, Magermilchpulver (für die milchfreie Kost nicht geeignet)

Zutaten:
125 g Margarine*
50 g Zucker
Vanillearoma*
10 g "Statt Ei"
60 ml kaltes Wasser
ca. 200 g Weizenmehl
Dunkle Zartbitterkuvertüre*
z.B. Firma Schwartau Edel Kuvertüre 70 % Arriba Ka-kao

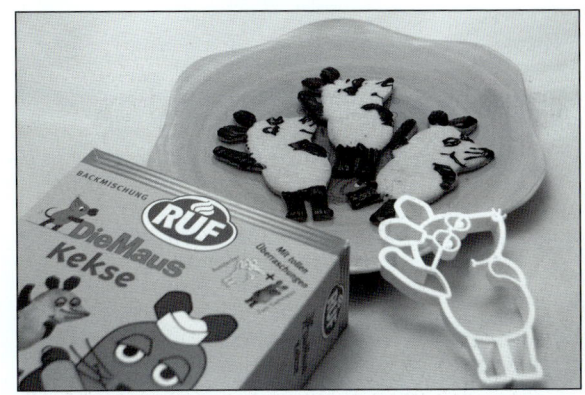

Zubereitung:
1. 10 g "Statt Ei" mit 60 ml kaltem Wasser verrühren.
2. Die Margarine, Zucker, Vanillearoma und das angerührte „Statt Ei" mit den Knethaken der Küchenmaschine zu ei-nem geschmeidigen Teig verkneten. Das Mehl unterkne-ten.
3. Nun den Teig auf eine mit Mehl gepuderte Fläche mit dem Nudelholz ausrollen. Nun mit der Maus-Keksform ver-schiedene Kekse ausstechen. Diese vorsichtig auf ein mit Backpapier ausgelegtes Backblech legen.
4. Im Backofen (Umluftherd 150 ° C ca. 10 Minuten) backen und nachher gut auskühlen lassen.
5. Nun die Kuvertüre im Wasserbad auflösen und die ausge-kühlten Kekse damit verzieren.

*diese Produkte müssen ohne Milch und Hühnerei sein

175

Marmorkuchen

Besonderes: Pulver "Statt Ei", Schüttelbecher oder kleines fest verschließbares Glas, kleine Backform.

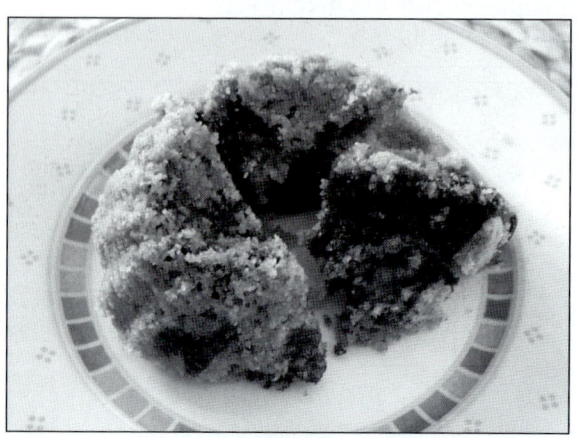

Zutaten:
125 g Margarine
(ohne Milch und Soja)
80 g Zucker
15 g "Statt Ei"
90 ml Wasser
200 g Dinkelmehl
½ Pack. Backpulver
20 g Backkakao
20 ml Wasser

Zubereitung:

1. Die Margarine mit dem Zucker schaumig schlagen. Das "Statt Ei" Pulver mit den 90 ml Wasser im Schüttelbecher mischen.

2. Das Dinkelmehl und Backpulver vermischen.

3. Die "Statt Ei"-Lösung abwechselnd mit der Mehlmischung unter die schaumig geschlagene Margarine rühren.

4. Die kleine Backform mit Öl ausfetten und zur Hälfte mit dem hellen Teig füllen. Den restlichen hellen Teig mit 20 g Backkakao und den 20 ml Wasser verrühren.

5. Nun den dunklen Teig in die Backform geben und eine Gabel spiralförmig durch den Teif ziehen.

6. Die Backform im Backofen bei 150 °C (Umluftherd) ca. 30 min. backen.

Marmorkekse

Besonderes: Pulver "Statt Ei"

Zutaten:
250 g Margarine*
100 g Zucker
Vanillearoma*
10 g "Statt Ei"
60 ml kaltes Wasser
150 g Speisestärke*
150 g Mehl
75 g Hirseflocken*
20 g Kakaopulver*

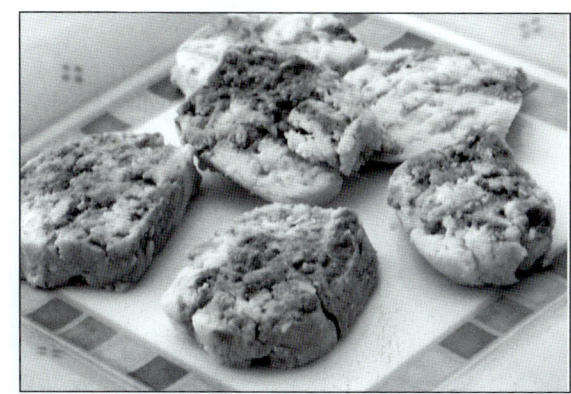

Zubereitung:

1. 10 g "Statt Ei" mit 60 ml kaltem Wasser verrühren.

2. Die Margarine mit dem Zucker schaumig rühren.

3. „Statt Ei"-Masse und Vanillearoma sowie Speisestärke, Kartoffelstärke und Hirseflocken unterkneten und ca. 1 Stunde im Kühlschrank kalt stellen.

4. Nun die eine Hälfte des Teiges mit etwas Speisestärke durchkneten, bis er nicht mehr an den Händen klebt. Den restlichen Teig mit dem Kakaopulver und evtl. etwas Speisestärke zu einem dunklen Teig kneten.

   Die beiden Teige nun zusammensetzen und dicke viereckige oder runde Rollen formen. Von diesen Rollen nun ca. 0,5 cm dicke Kekse mit dem Messer abschneiden. Diese vorsichtig auf ein mit Backpapier ausgelegtes Backblech legen.

5. Im Backofen (Umluftherd 150 ° C ca. 10 Minuten) backen und nachher gut auskühlen lassen.

*diese Produkte müssen ohne Milch und Hühnerei sein

Buchweizenkekse

Besonderes: Pulver "Statt Ei", Ausstechformen für Kekse

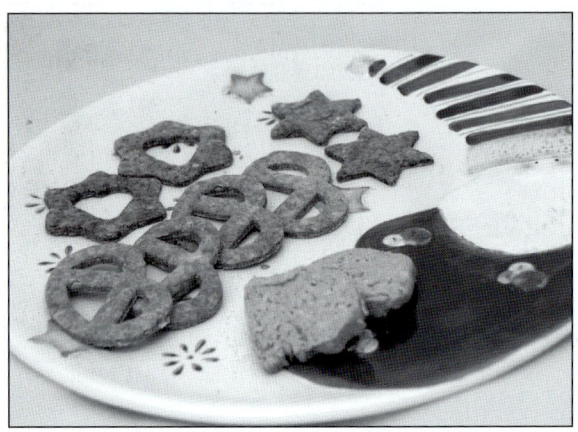

Zutaten:
125 g Margarine*
50 g Zucker
Vanillearoma*
10 g "Statt Ei"
60 ml kaltes Wasser
100 g Speisestärke*
70 g Kartoffelstärke
70 g Buchweizenstärke*

Speisestärke zum Ausrollen

Zubereitung:

1. 10 g "Statt Ei" mit 60 ml kaltem Wasser verrühren.

2. Die Margarine, Zucker, „Statt Ei"-Masse und Vanillearoma mit den Knethaken der Küchenmaschine verrühren.

3. Speisestärke, Kartoffelstärke und Buchweizenmehl unterkneten und ca. 1 Stunde im Kühlschrank kalt stellen.

4. Nun den Teig mit etwas Speisestärke durchkneten, bis er nicht mehr an den Händen klebt. Dann kann der Teig mit Speisestärke dünn ausgerollt werden. Mit einer Keksform verschiedene Kekse ausstechen. Diese vorsichtig auf ein mit Backpapier ausgelegtes Backblech legen.

5. Im Backofen (Umluftherd 150 ° C ca. 10 Minuten) backen und nachher gut auskühlen lassen.

* diese Produkte müssen ohne Milch und Hühnerei sein

Schachbrettkekse

Zubereitung von "Statt Ei"
5 g „Loprofin Statt Ei" + 30 ml Wasser (2 EL) verrühren

Zutaten:

250 g Margarine
(milchfrei)
100 g Zucker
5 g "Statt Ei" +
30 ml Wasser
} mit dem Mixer schaumig schlagen, verrühren und unter die Fett-/Zuckermasse geben.

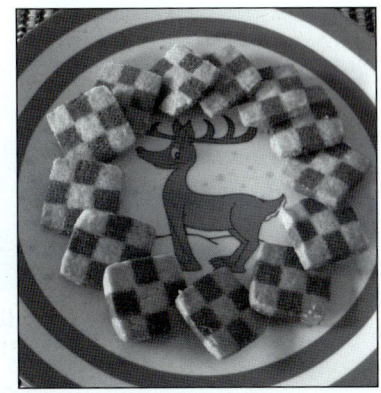

gem. Vanilleschote
300 g Dinkelmehl
75 g Haferflocken
   Blütenzart
} Esslöffelweise unter die Masse geben.

Den Teig halbieren, eine Hälfte mit 1 Essl. Kakaopulver (Backkakao) verrühren.

Zubereitung:
Beide Teige (hell/dunkel) jeweils ca. 1 cm dick ausrollen. Dann aus dem Teig 1 cm breite Streifen schneiden. Die Teigstreifen aneinander legen.
Einen Teigstreifen (weiß) auf ein Brettchen legen, mit Wasser (Pinsel) bestreichen und dann einen Teigstreifen (dunkel) anlegen. Wieder mit Wasser bestreichen und so fortfahren. Siehe Zeichnung (a): Bitte für die zweite und dritte Schicht gegenverkehrt verfahren (Zeichnung b).

Erste (untere) Schicht (a):   Zweite und dritte Schicht (b):

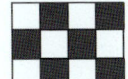

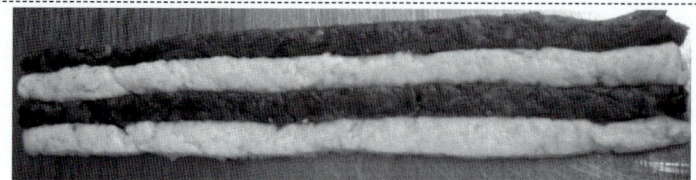

Erste Schicht

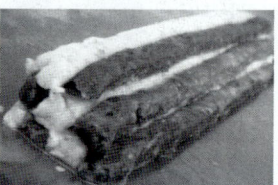

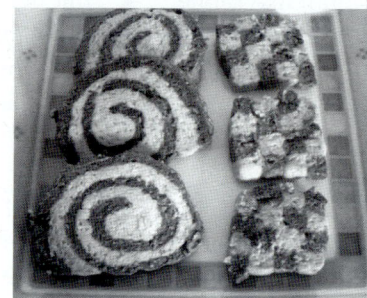

Zweite und dritte Schicht

Dann die Teigstränge einige Zeit kalt stellen. Anschließend mit dem Messer ca. 0,5 cm dicke Scheiben schneiden. Auf ein mit Backpapier belegtes Backblech legen und abbacken (150 ° C Umluft ca. 15 Minuten)

Die beiden ausgerollten Teigstücke, mit Wasser eingestrichen, können auch direkt übereinander gelegt werden und gemeinsam aufgerollt werden. Dann ergibt das eine Schneckenmuster

Pizza

Zutaten:
500 g Mehl
1 Teel. Salz
3 El Öl
1 P. Trockenhefe
350 ml warmes Wasser
Tomatenwürfel/Dose*
Speisestärke
Broccoli
Gekochter Schinken*
Salz, Pfeffer, Oregano
1 El Öl

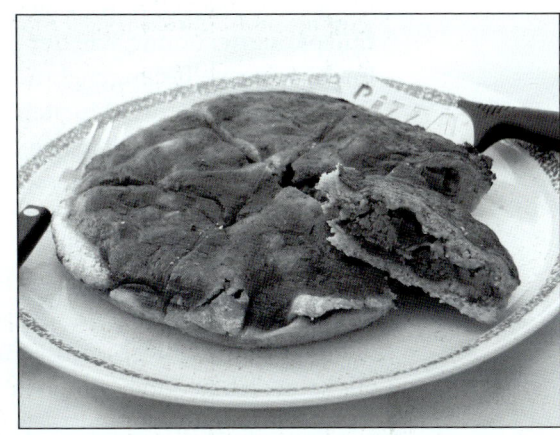

Zubereitung:
1. In eine große Schüssel das Mehl mit Salz und der Trockenhefe vermischen. Das Öl und das lauwarme Wasser mit den Knethaken des Handrührgerätes verkneten.
2. Diesen Teig nun an einem warmen Ort ca. 1 Stunde stehen lassen.
3. Den Tomentensaft von den Tomatenwürfel absieben und die Flüssigkeit zum Kochen bringen, die angerührte Speisestärke zu dem kochenden Tomatensaft geben, alles kurz aufkochen lassen. Mit den Gewürzen und Öl abschmecken. Den Broccoli kurz in Salzwasser kochen.
4. Nun die Tomatenwürfel mit dem in Würfel geschnittenen gekochten Schinken und dem Broccoli mischen.
5. Nun den Teig kurz durchkneten, evtl. noch Speisestärke oder Mehl unterkneten, in 6 gleiche Teile teilen und diese jeweils auf Mehl ausrollen.
6. Eine Teigplatte als untere Platte auf ein mit Backpapier ausgelegtes Backblech legen. Tomatensoße darauf verteilen, die Füllung daraufgeben. Nun als Decke eine weitere Teigplatte daraufsetzen und diese mit der Tomatensoße bestreichen. Im Backofen 20 Minuten bei 150 ° C (Umluft) backen.

* diese Produkte müssen ohne Milch und Hühnerei sein

181

„Unsere Kuschelstunde"

Folgende äußere Bedingungen sind für das Gelingen einer Entspannungsübung wie der Massage nicht unwichtig:
Im Zimmer sollte angenehmes, nicht zu helles Licht sein. Eventuell leise, sanfte Musik im Hintergrund spielen lassen und für Ruhe in den nächsten Minuten sorgen. Vielleicht hilft dabei ein Schild an der Zimmertür.

Wettermassage

Der passive Partner legt sich bequem bäuchlings auf das Bett oder *Laken* auf dem Teppich, Arme an den Körper, wenn möglich mit geschlossenen Augen. Der aktive Partner setzt sich bequem daneben.

„Die Sonne scheint, warm und angenehm"
- Die Hände werden überall flach auf den Körper gelegt für kurze Zeit.

„Jetzt kommt leichter Wind auf"
- Mit den Händen den ganzen Körper sanft vom Kopf beginnend zu den Füßen abstreichen.

„Nun wird der Wind stärker"
- Nun mit mehr Druck den Körper abstreichen, auch durch die Haare streichen.

„Dicke Wolken kommen auf, die ersten Regentropfen fallen"
- Mit den Fingerkuppen sanft auf dem Körper „Klavier spielen".

„Der Regen wird stärker, es gibt einen richtigen Regenschauer"
- Mit den Fingern stärker auf den Körper tupfen, dann mit der hohlen Hand den Körper abklopfen.

„Die Wolken ziehen langsam weiter, der Regen wird wieder schwächer"
- Mit den Fingerkuppen wieder sanfter Klavier spielen.

„Es kommt sanfter Wind auf"
- Wieder ganz sanft den Körper vom Kopf beginnend abstreichen.

„Die Sonne scheint wieder, warm und angenehm"
- Die Hände sanft zum Abschluss auf den Körper legen.

Diese Übung eignet sich auch gut bei Geschwisterkindern, um alle mit einzubeziehen und gemeinsam nacheinander zu massieren. Es ist wichtig, den Kindern vorher zu sagen, dass die Übung angenehm sein soll und absichtliches Kitzeln zu einer weiteren Verspannung führt.

Rezept für Bioknete

Bioknete

Zutaten:
- 200 g Salz
- 50 g Alaun (in der Apotheke erhältlich)
- ½ l Wasser
- 3 EL Öl
- 400 g Mehl

Zubereitung:
Salz, Alaun, Wasser, Öl in einem Topf aufkochen. Anschließend etwas abkühlen lassen und mit dem Mehl verrühren, bis es ein fester Teig wird.

Zu beachten:
Keine Geräte oder Gefäße aus Metall zur Herstellung der Knete benutzen. Es muss ein emaillierter Topf sein. Die Knete bitte immer in einem luftdicht verschlossenen Gefäß aufbewahren. Auch dieses sollte nicht aus Metall bestehen (sonst entstehen Verfärbungen). Da die Knete salzhaltig ist, ist sie nicht zum Verzehr geeignet. Sie kann mit Lebensmittelfarben eingefärbt werden.

Selbsthilfegruppen

Deutscher Allergiker- und Asthmatikerbund e.V., Hindenburgstr. 110, 41061 Mönchengladbach, www.daab.de

Deutscher Neurodermitikerbund e.V., Mozartstr. 11, 22083 Hamburg

Deutsche Haut- und Allergiehilfe e.V., Fontanestr. 14, 53173 Bonn-Bad Godesberg

Deutsche Liga zur Bekämpfung der Atemwegserkrankungen e.V., Postfach 1280, 33175 Bad Lippspringe

Schulung:

AGNES: Arbeitsgemeinschaft Neurodermitisschulung e.V., Virchow-Klinikum-Kinderklinik, Abt. für Päd. Pneumologie und Immunologie, Augustenburger Platz 1, 13353 Berlin, **www.neurodermitisschulung.de**

Ambulante Schulungen in und um Osnabrück:
www.neurodermitis-kinderschulung.de

Adressen/Ernährungsfachkräfte:

Arbeitskreis Diätetik in der Allergologie e.V.
www.ak-dida.de

Forschungsinstitut für Kinderernährung, Dortmund
www.fke-do.de

Verband der Diätassistenten e. V.
www.vdd.de

Verband der Oecotrophologen e. V.
www.vdoe.de

Literatur zum Thema

Ayres, J.: Bausteine der kindlichen Entwicklung. Springer 1998.

Cavelius, Andrea-Anna: Wie Kinder zur Stille finden. Midena 1998.

Friedrich, S., Friebel, V.: Entspannung für Kinder. Rowohlt 1999.

Jung, K. u. N.: Die aufgekratzte Seele. Neurodermitis. Kreu Verlag 1997.

Montagu, A.: Körperkontakt, Klett, 10. Aufl. 2000.

Müller, E.: Auf der Silberlichtstraße des Mondes. Autogenes Training mit Märchen zum Entspannen und Träumen. Fischer 2001.

Ohm, D.: Stressfrei durch Progressive Relaxation. Trias 1999.

Ohm, D.: Progressive Relaxation für Kids. Trias 2000.

Lösung des Rätsels
Drei Hautexperten

Fachchinesisch

 Akut
Plötzlich auftretend

Allergen
Eine Substanz, die vom Körper als fremd erkannt wird und auf die das Abwehrsystem reagiert (Immunreaktion)

Allergische Krankheit
Überschießende Immunreaktion auf ein Allergen. Es kommt dabei zu Krankheitssymptomen

Ambulant
Betreuung ohne stationäre Aufnahme in das Krankenhaus

Anamnese
Krankenvorgeschichte

Antibiotika
Medikamente zur Bekämpfung von Bakterien

Antigen
Substanz, die vom Körper als fremd erkannt wird und eine Abwehrreaktion auslöst (z.B. Viren, Bakterien, Pollen, Milben)

Antihistaminika
Medikamente, die die Wirkung von Histamin abschwächen

Antikörper
Vom Körper gebildete Stoffe, die als Reaktion auf ein Antigen gebildet werden und dieses bekämpfen

Atopie
Angeborene Bereitschaft zu allergischen Erkrankungen (Asthma bronchiale, Neurodermitis, Heuschnupfen etc.)

Atopisches Ekzem
Identisch mit Neurodermitis

Ausschlag
Eine volkstümliche Bezeichnung für alle veränderten Erscheinungen auf der Haut; Ekzeme, Lippenbläschen, Begleiterscheinungen bei Infektionskrankheiten usw.

Autogenes Training
Eine spezielle Form von Entspannungsübungen, die u.a. der Angst entgegenwirken

B **Balneotherapie**
Heilbehandlung durch Bäder und Badekuren

Balneum
Allgemeines Wannenbad; es kann ein übliches Reinigungsbad oder ein Spezialbad mit natürlichen oder medizinischen Zusätzen sein

Bewältigen
Entwicklung eines angemessenen Umgangs mit einer Krankheit. Bewältigen ist ein psychologischer Prozess

C **Chronisch**
Lang andauernd

Circumscriptus
„Umschrieben" oder „deutlich abgegrenzt", es wird häufig auf Hautkrankheiten bezogen. – Eine „Neurodermitis circumscripta" ist eine umschriebene Neurodermitis

D Dermatitis

Eine Entzündung der Haut. Sie kann durch viele Reizursachen (Gräser, Sonne, Windel, Bakterien usw.) hervorgerufen werden. Die Grenze zwischen einer „Dermatitis" und einem „Ekzem" ist nicht exakt

Diffus

„Ausgebreitet", „ausgedehnt", „alles umfassend" oder „nicht begrenzt". – Die Neurodermitis wird oft als „Neurodermitis diffusa" bezeichnet

Disposition

Im medizinischen Sinne bedeutet der Begriff „Krankheitsbereitschaft" oder „Reaktionsbereitschaft". Diese Bereitschaft des Körpers kann erworben oder ererbt werden. Die Neurodermitis wird durch eine „ererbte Disposition" ausgelöst

Disseminiert

Ausgestreut, zerstreut. Es gibt eine Neurodermitis disseminata. Dabei ist die ganze Haut mit größeren oder kleineren Herden bedeckt

E Ekzem

Eine nicht ansteckende, juckende Entzündung der Haut; der Verlauf ist chronisch oder akut; es hat innere oder äußere Ursachen

Endogen

(end-, endo- heißt "innen", "innerhalb") im medizinischen Sinne: "im Körper selbst entstehend", "von innen kommend" oder genauer "nicht von außen". – Im engeren Sinne bedeutet es auch „anlagebedingt". Die Neurodermitis wird auch „endogenes Ekzem" genannt

Entzündung
Eine Reaktion des Körpers auf einen schädigenden Reiz. Zeichen einer Entzündung sind Röte, Schmerz, Wärme, Schwellung

Epicutantest
„Pflastertest", Hauttest mit Allergenen

Epidermis
Äußere Schicht der Haut

Erythem oder Erythema
„Entzündete Hautreizung", die in stärkerer Form als Entzündung bezeichnet wird. Die Haut ist gerötet, kann dabei brennen und anschließend schuppen. „e. solare" ist ein bekanntes, durch Sonnenstrahlen hervorgerufenes Erythem (=Sonnenbrand)

Essenziell
Zwei verschiedene Bedeutungen:
„lebenswichtig", besonders in Bezug auf Nahrungsstoffe
„ohne erkennbare Ursache entstanden", „unabhängig von anderen Krankheiten"

Exanthem
Eine nicht äußerlich ausgelöste, sondern von den Lymphgefäßen weitergetragene, aus dem Blut stammende oder von den Nerven ausgehende Hautkrankheit. „Akute Exantheme" werden durch andere Krankheiten (z.B. Masern, Scharlach) ausgelöst

Exogen
(exo- heißt „außen", „außerhalb") im medizinischen Sinne: „Außerhalb des Organismus entstanden", „von außen in den Organismus eingedrungen" oder „durch äußere Schädigung entstanden". Im weiteren Sinne auch „nicht anlagebedingt"

Exsudat
Eiweißhaltige Flüssigkeit, die bei Entzündungen aus dem Gewebe heraustritt

G Generalisiert
Wörtlich „allgemein" – im Zusammenhang mit medizinischen Fachwörtern heißt es „über den ganzen Körper verteilt". – Es gibt auch eine Neurodermitis generalisata

H Hautdetektiv
Eine Möglichkeit, das Ausmaß der Hautveränderungen auch ohne Arzt selbst erfassen zu können, der Hautdetektiv ist für Kinder und Eltern eine Hilfe, um den Stufenplan der Hautbehandlung zu steuern

Heredität
„Vererbbarkeit von Krankheitsanlagen" oder „Vorkommen einer Krankheit bei Eltern und Kindern". – Eine „hereditäre Krankheit" ist eine ererbte Krankheit

Histamin
Vom Körper gebildete Substanz, die u.a. in Mastzellen gespeichert ist. Bei Kontakt mit Allergenen kommt es zur Freisetzung von Histamin, welches dann Symptome auslöst, z.B. einen Asthmaanfall oder eine Quaddel

Hyposensibilisierung
Minderung der Überempfindlichkeit bei Allergikern. Durch dosiert gesteigerte Zufuhr kleiner Mengen stufenweise „Gewöhnung" des Körpers an Allergene

I Immunmodulation
Beeinflussung der chronischen Entzündung durch Salben, Cremes oder auch Substanzen, die geschluckt/gespritzt werden

Immunreaktion
Reaktion des körpereigenen Abwehrsystems

Indikation
Heilanzeige; Anlass, eine Therapie anzuwenden

Infektion
Kontakt des Körpers mit Erregern (z.B. Viren, Bakterien). Die Reaktion des Körpers ist die darauf folgende Entzündung

K Konstitution
„Summe aller angeborenen Eigenschaften" oder „durch Erbanlage bedingte Verfassung des Körpers".
– Die Widerstandskraft gegenüber Umwelteinflüssen ist konstitutionell

Konstitutionell
„Anlagebedingt". – Die Neurodermitis wird auch „konstitutionelles Ekzem (k E)" oder „Neurodermitis constitutionalis" genannt

L Lichenifikation
Vergrößerte Hautzeichnung; die feinen Hautlinien verschwinden und die groben treten hervor, dadurch entsteht eine deutlich veränderte Hautmarkierung. Dies tritt nach chronischen Reizzuständen auf, kann sich wieder normalisieren

Lokal
Örtlich

Lymphe
Wasserklare, eiweißreiche Flüssigkeit, sie fließt aus den kleinsten Blutgefäßen in das Gewebe und wird dann durch die Lymphgefäße über die Lymphknoten dem Blut erneut zugeführt. Bei „nässenden" Hautschädigungen tritt Lymphe aus

M Mastzellen

Mastzellen sind eine besondere Art von weißen Blutkörperchen, welche u.a. Histamin enthalten. Wenn sich ein Allergen an eine Mastzelle anlagert, wird Histamin an andere Substanzen freigesetzt. Diese Substanzen bewirken die Beschwerden, z.B. einen Asthmaanfall oder Juckreiz

N Nervensystem

Die Nerven gehen vom Hirn oder Rückenmark aus und verzweigen sich in feinste Fasern zu allen Körperstellen. Zwei Systeme sind eng miteinander gekoppelt: das willkürliche System (=animalisch) regelt die Beziehung zur Außenwelt, dient den körperlichen Funktionen und ist zu willentlichen Bewegungen fähig, es sind die „außen wirkenden Umweltnerven"; das vom Willen unabhängige System (=vegetativ/autonom) sorgt für selbstständiges Funktionieren der inneren Organe, es sind die „innen wirkenden Lebensnerven"

Nervensystem, vegetativ/autonom

Beruht auf einem „sympathischen" und „parasympathischen" Anteil.
Der Sympathikus wirkt anregend und fördert die Aktivität, er arbeitet bei Erregung;
der Parasympathikus wirkt entspannend, er arbeitet als Schongang und ist z.B. Voraussetzung für den Schlaf

Nervus

Nerv

Neurodermitis

Chronische, anlagebedingte, erbliche Hautkrankheit mit starkem Juckreiz

O Oral

Durch den Mund

P Papula
Knötchen in der Haut

Parasympathikus
Ein Teil des vegetativen Nervensystems (siehe dort)

Physiologie
Die Lehre von den normalen Lebensvorgängen

Physisch
Körperlich

Poren
Hautöffnungen

Prick-Test
Allergie-Hauttest

Prophylaxe
Vorbeugung einer Krankheit

R RAST-Test
Allergie-Bluttest, bei dem Antikörper gegen bestimmte Allergene gemessen werden

Reibetest
Hauttest mit Allergenen

Resorbieren, Resorption
(auch Absorption), „Transport gelöster Stoffe durch lebende Körperzellen", z.B. Mund, Magen oder Haut. So können Wirkstoffe durch die Haut aufgenommen werden und über Lymph- und Blutbahnen dem Körper zugeführt werden. – Die Hautresorption hängt vom Hautbezirk und von der Art des aufgetragenen Stoffes ab

Rezidiv
Wiederkehr einer gerade überstandenen Krankheit

Rhagade
Einriss in der Haut

S **Schutzmantel**
Gemisch aus Talg und Schweiß auf der Oberhaut

Seborrhoe, seborrhoisch
Vermehrte Haut-Talg-Absonderung

Sensibilisierung
Entstehung einer Überempfindlichkeit nach einem Kontakt des Körpers mit einem Allergen

Sinnesorgane
Organe, die Reize aufnehmen und an das Hirn weiterleiten, z.B. Auge, Ohr oder Haut

Somatisch
Stammt vom griechischen Wort „soma" (=Körper) und bedeutet „den Körper betreffend"

Sympathikus
Teil des vegetativen Nervensystems (siehe dort)

Symptom
Beschwerden, die man bei einer Erkrankung spürt oder bemerkt

T **Transpiration**
„Sichtbare Hautatmung", die durch Feuchtigkeitsaustritt bemerkt wird

U **Urtikaria, urtikariell**
Vom lateinischen Wort „urtica" = Brennnessel, ein „Nesselausschlag" (siehe dort)

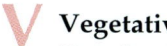 **Vegetativ**

Vom lateinischen Wort „vegetare" = beleben, hat zwei verschiedene Bedeutungen:

a) biologisch: die Pflanzen und deren Wachstum betreffend

b) physiologisch: der Erhaltung des Organismus dienend (siehe auch unter autonom)

Sachverzeichnis